栄養と運動医科学

ネスレ栄養科学会議 監修

森谷 敏夫
伏木　　亨
樋口　　満
リチャード　ギャノン
永井 成美
共　著

建帛社
KENPAKUSHA

『栄養と運動医科学』の刊行に寄せて

　高齢化社会を迎えたわが国では，生活習慣病を予防して健康寿命を延ばすことに強い関心が寄せられています．そのサイエンスはあらゆる関連学問分野において進められ，また，産業的にも有効な製品の開発が行われています．

　最近，国の指針，学術研究者，医療従事者などからも食事と運動の重要性が唱道され，疫学的知見に加え，具体的な実験研究成果が報告されつつあります．

　国際的イベントであるネスレ栄養科学シンポジウムは，毎年スイスのローザンヌで開かれていますが，2008年（第5回）では"Nutrition and Performance"が取り上げられ，ノーベル賞受賞者数名を含む世界最高水準のこの領域の科学者が集結し，熱気に溢れた会合となりました．本書の企画と出版を担当してくださった京都大学大学院の森谷敏夫教授も出席され，活発な情報交換をされました．

　それを受けて，日本のネスレ栄養科学会議（Nestlé Nutrition Council, Japan）も同様のシンポジウムを，2009年5月21日，日本栄養・食糧学会大会（長崎）イブニングセミナー「栄養と運動医科学」のタイトルで開催し，多くの聴衆にご参加をいただき，たいへん好評でした．

　本書はそのときの講演者にこの分野の専門家を加えた10名の先生に5つの章をご執筆いただきました．栄養科学あるいは運動科学の領域がご専門の先生に「栄養と運動」の接点を独自のスタンドポイントから概説していただきました．これまでにない先端的かつ新規的知見を網羅し，しかもわかりやすくお書きいただきました．本書は栄養と運動の相乗効果の科学的エビデンスを示しており，両者

を融合することの重要性を改めて教唆してくれます．栄養・食品科学領域あるいは運動・生理科学領域に関心のあるすべての方々にご一読をお薦めいたします．

　ネスレ栄養科学会議のホームページでは，本書『栄養と運動医科学』のご案内や関連のシンポジウムやフォーラムに関する記事，さらには"栄養"に関するトピックス，レビューなどを掲載し，いつでもご覧いただけますのでご利用くださいますようお願い申し上げます．

　この分野の世界的研究者である森谷敏夫先生には，本書出版にご尽力いただきました．また，ご執筆くださいましたすべての先生に厚く御礼を申し上げます．

　　2010年4月

ネスレ栄養科学会議
理事長　阿 部 啓 子

はしがき

　わが国の一人1日当たりのエネルギー摂取量は，1975年ごろをピークとして減少に転じ，2004年には1,902kcalで終戦直後の1,903kcalとほぼ同じ水準にまで低下している．この間，食事から摂取するエネルギー量は減少し続けているにもかかわらず肥満者は増え続けているのである．機械文明の代償としての運動不足による"エネルギー消費量の減少"が"エネルギー摂取量の減少"を上回り，"相対的なエネルギー過剰"となっているのである．

　慢性的な身体不活動病が，メタボリックシンドロームに総称されるような肥満症，糖尿病，高血圧症，高脂血症（脂質異常症）などの"死の四重奏"と密接な関係にあることはよく知られている．また，子供の体力低下，若年女性のやせ傾向，隠れ肥満（正常体重肥満），サルコペニア（加齢性筋肉減弱症），骨粗鬆症などに対する適切な栄養，運動も大きくクローズアップされている．一方，軽い歩行程度の運動でも，骨格筋から免疫強化や生活習慣病の予防・改善につながる多数の遺伝子をONにするマイオサイトカイン（筋由来生理活性物質）が放出されることも明らかにされつつある．最近では肥満していても運動習慣がある人のほうが，スリムで身体的不活動な人たちよりも圧倒的に病気の罹患率や死亡率が低いことが報告されている．糖尿病，肥満症の患者はもとより肥満の小児や中年男女性に習慣的な運動を励行すべきで，まさに厚生労働省生活習慣病対策室が推奨している「1に運動，2に食事，しっかり禁煙，最後にクスリ」である．

　こんな現状を踏まえ，本書は栄養学，運動医科学，スポーツ栄養学の権威者が最新のトピックスや知見をできるだけわかりやすく記述するように努め，「栄養と運動医科学」の新しい切り口から生活

習慣病，脳と代謝，スポーツ栄養，ライフサイクルに見合った栄養・運動，若年女性のやせ志向などをまとめたものである．本書が栄養と運動の相互作用に触れた斬新的な内容であり，学生，大学院生，管理栄養士，スポーツ栄養士の参考として，さらに栄養・運動医科学と生命科学に関与する研究者のあらたな研究指針づくりや共同研究に貢献できれば幸いである．

おわりに，本書の出版を可能にしたネスレ栄養科学会議には多大なご支援，ご協力を賜った．また，本書の企画，校正，出版にわたりご助言を賜りました建帛社の筑紫恒男氏に心から感謝の意を表したい．

2010年4月

森谷 敏夫

目次

- ●『栄養と運動医科学』の刊行に寄せて ……………………………… *i*
- ●はしがき ……………………………………………………………… *iii*

第1章 生活習慣病における運動と栄養の役割

はじめに ……………………………………………………………………… *1*
1. 体重調節および脂質代謝における自律神経活動の役割 …………… *2*
2. 心拍変動パワースペクトル解析による自律神経活動評価 ………… *4*
3. 食品成分と自律神経 ………………………………………………… *8*
4. 生活習慣病における運動の効果 …………………………………… *13*
5. 運動による自律神経活動の可逆性 ………………………………… *16*
6. 運動と筋細胞由来の生理活性物質 ………………………………… *20*
7. 実践運動・栄養医科学 ……………………………………………… *21*

第2章 運動時のエネルギー代謝変化と脳内TGF-β

はじめに ……………………………………………………………………… *35*
1. 基質選択ならびにそれへの脳の関与について …………………… *35*
2. TGF-βとその受容体 ………………………………………………… *37*
3. 脳内TGF-βによる脂肪代謝亢進機構の解明 ……………………… *38*
4. 下肢筋電気刺激によるシミュレーション運動時のエネルギー
   基質および脳内TGF-β濃度変化 …………………………………… *39*
5. TGF-β脳室内投与によるエネルギー基質fluxの変化 …………… *40*
6. TGF-β脳室内投与後のマロニルCoA量の変化 …………………… *44*
7. 抗TGF-β抗体およびTGF-β受容体特異的アンタゴニストを
   用いた検討 …………………………………………………………… *45*
8. TGF-β受容体アンタゴニストを脳内に投与した実験 …………… *49*

おわりに …………………………………………………………………… *49*

第3章　スポーツ栄養

はじめに ··· 55
1. 国際スポーツ組織のスポーツ栄養に関するコンセンサス ········ 56
2. スポーツにおける栄養補給と日本人の食生活 ················ 61
3. 国立スポーツ科学センターにおけるスポーツ栄養・研究プロジェクト ··· 65
4. 日本体育協会におけるスポーツ食育・研究プロジェクト ······ 71
5. スポーツ栄養士の役割とその認定制度 ···················· 77
おわりに ··· 81

第4章　生涯を通じてのパフォーマンス：栄養と運動の相乗効果
―身体能力を最適化するための栄養面でのアプローチ

はじめに ··· 85
1. 生活習慣としての栄養と運動 ·························· 86
2. 生涯を通じての身体活動のガイドライン ················ 88
3. 各ライフステージにおける栄養と運動 ·················· 91
4. 結論と展望 ··· 123

第5章　若年女性のやせ志向と栄養生理学的課題

はじめに ··· 141
1. 若年女性のやせ志向 ································· 142
2. 次世代への影響 ····································· 148
3. 若年女性の体組成と代謝に関する研究 ·················· 151
4. 若年女性のヘルスアップをめざして ···················· 158
おわりに ··· 172

●索　引 ··· 178

第1章
生活習慣病における運動と栄養の役割

森谷 敏夫

はじめに

　慢性的な運動不足が，メタボリックシンドロームに総称されるような肥満症，糖尿病，高血圧症，高脂血症などの"死の四重奏"と密接な関係にあることはよく知られている。George Bray[1]により提唱されたMONA LISA（Most Obesities kNown Are Low In Sympathetic Activity）仮説，すなわち，交感神経活動の低下と肥満とが密接に関連しているという考えは動物実験などから支持されてきた。中年女性に認められる"中年太り"は加齢や閉経に伴う自律神経活動の低下と強く関連しており，高脂肪食や不規則な食事パターンによっても熱産生に関与する自律神経活動が影響を受ける可能性が考えられる。筆者らの一連の研究から，自律神経活動は可逆性を持っており，脂質代謝や食欲調節機能の中枢である自律神経活動の低下に起因する中年肥満も習慣的な運動の励行によって予防できることが強く示唆されている。つまり，習慣的な運動は糖代謝亢進のみならず肥満や食欲調節機構に作用する自律神経活動の亢進効果も備えており，食事療法とともに不可欠なものである。最近では肥満していても運動習慣がある人のほうがスリムで身体的不活動な人たちよりも圧倒的に病気の罹患率や死亡率が低いことが報告されている。まさに厚生労働省生活習慣病対策室が推奨している「1に運動，2に食事，しっかり禁煙，最後にクスリ」である。

京都大学大学院人間・環境学研究科

1．体重調節および脂質代謝における自律神経活動の役割

　脂肪に対するイメージからか，脂肪細胞は不活発な"末梢の奴隷"との見方が一般的であった。しかし，「脂肪細胞は生体全体のエネルギー備蓄バランスの要として，自らの指令を中枢に発信し，極めて活発に生命活動に関与していること」がわかりはじめてきた。ヒトの脂肪細胞は，太ってくるとレプチンという物質を出して，「太りすぎていますよ」と肥満遺伝子が発現するようになっている。適度な体脂肪量を維持し，一定の体重を保つ仕組みとその破綻としての肥満の遺伝的要因解明は，分子遺伝学的手法を駆使した最近の研究によって著しく進展した。図1-1は，その大筋をまとめたものである。

　白色脂肪組織に脂肪が蓄積すると，脂肪細胞からレプチン（肥満遺伝子：OBタンパクとも呼ばれる。ラテン語，Leptos＝やせるが語源）が内分泌され，大脳の視床下部の交感中枢（満腹中枢）の神経細胞膜に存在するレプチン受容体に結合して細胞を活性化する。交感神経活性の上昇は副交感中枢（摂食中

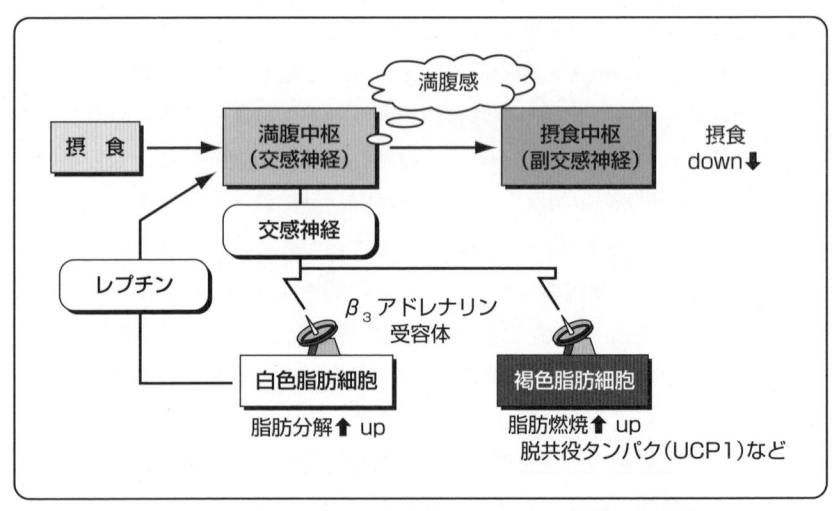

図1-1　体重調節および脂質代謝における自律神経の役割

（筆者作図）

枢）を抑制して摂食を抑えるとともに，β_3アドレナリン受容体を介して白色脂肪組織（特に内臓型）からの脂肪動員と褐色脂肪組織からの熱放散〔脱共役タンパク質（UCP1）：ミトコンドリアでの酸化的リン酸化を脱共役させ，ATPを合成せずに，エネルギーを熱として放散するタンパク質ファミリーのひとつ〕を促進し，これらの総合効果によって脂肪の過剰蓄積を防ぐものと考えられている。つまり，自律神経は，食欲やエネルギー代謝の調節にかかわり，生体の体重を一定範囲に保つうえでも重要な役割を果たしているのである。

　Brayにより提唱されたMONA LISA仮説，すなわち，交感神経活動の低下と肥満とが密接に関連しているという考えは，動物実験や筆者らの一連の研究などから支持されてきた。肥満や糖尿病の改善効果は運動によるエネルギー消費によると考えられていたが，前述した機構が明らかとなった現在，エネルギー消費は第二義的なものとされる。実際，肥満した患者で体重減少を図る場合，その効率と有効性から食事制限が優先されるのが現状である。しかし，運動には自律神経活動を賦活化させ脂肪減量効果の促進や体組成の維持，他の生活習慣病危険因子の是正，運動機能の保全などの重要な意義があるので，食事制限と運動療法の併用が推奨される[2)-4)]。

　筆者らは肥満や加齢に伴う数々の合併症や実験条件の差異を避けるため，小児や若年男女学生を対象に交感神経活動と肥満および肥満関連遺伝子多型についての詳細な検討を進めてきた。その結果，安静時の自律神経活動には肥満群・非肥満群の間で有意な差が認められなかったが，高脂肪食，寒冷曝露やカレーなどの辛味成分などによる熱産生刺激を与えたときの交感神経活動，特にＶＬＦ成分は肥満群では増加せず，またその反応性は非肥満群に比べ有意に低下していた[5)-7)]。したがって，安静レベルの交感神経活動の低下というよりはむしろ，"交感神経反応性の低下"，特に"交感神経のエネルギー代謝調節に関する生理的機能の低下"が肥満の形成を促す一要因になりうることが示唆された。これらの結果は，MONA LISA仮説を強く支持するものである。最近の筆者らの研究から，β_3アドレナリン受容体（β_3-AR）や褐色脂肪細胞のミトコンドリアの脱共役タンパク（UCP1）などに遺伝子変異を持つ被験者で，交感神経活動動態が有意に低下することが明らかにな

りつつある[8)-10)]。

2．心拍変動パワースペクトル解析による自律神経活動評価

　心臓に分布する自律神経は，心臓交感神経と心臓副交感神経（迷走神経の心臓枝）と呼ばれる，相反した影響を与える神経から成る（図1-2）。心臓副交感神経を電気刺激すると洞房結節にあるペースメーカー細胞の興奮周期や洞室伝導時間の遅延を引き起こし心拍数は低下するが，心室収縮力にはあまり影響を与えない。一方，心臓交感神経刺激はペースメーカー細胞の興奮周

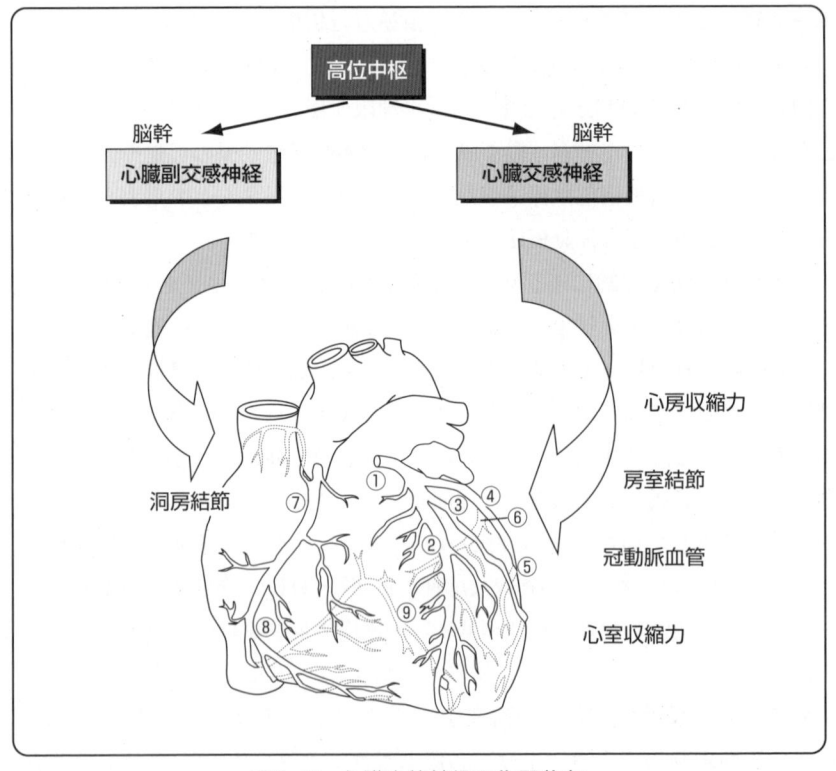

図1-2　心臓自律神経の作用分布

文献11）より

期の短縮，房室結節を介する房室伝導時間の短縮，および心室収縮力を増加させる．

ヒトの心臓は肺から取り入れた酸素と血液にある栄養を60兆個以上もあると言われる体の細胞の隅々に運んでいる．このために心臓は1日に約10万回近くも収縮し続けているのである．安静時の心拍数が70拍/分とすると，1日の総心拍数は10万回を超えることになる．心臓の1回の収縮により駆出される血液量（一回拍出量）は一般人では約70ccで，1分間に約5Lの血液を排出しており，24時間では7,200L，実に1トントラック7台分の重量物を重力に抗して全身の臓器や骨格筋に循環させている．前述したように，この心臓ポンプのリズム（心拍変動）を調整して，必要な血液の循環を調節しているのが自律神経である．

心拍変動は自律神経活動を反映するとされ，従来からその変動が副交感神経機能を臨床的に評価する方法として，広く利用されてきた．心拍数，動脈血圧，その他の体循環系パラメータが拍動ごとに絶えず変動していることは，よく知られた事実である．例えば，瞬時の心拍数を計測すると，心拍数は一定ではなく，複雑な自律神経系の活動を反映して，毎拍ごとに変動している[12),13)]．最近では，高感度で再現性の高い心拍変動パワースペクトル解析により，各種の生理的条件下での自律神経機能を評価する試みが多くなされてきている．これら一連の洞房結節のリズムの解析による神経性循環調節機能の分析は，冠動脈疾患，心不全，不整脈，高血圧症などの心血管系疾患の病態に対する新しいアプローチとして現在，注目を集めている．特に心臓副交感神経機能の非侵襲的評価が可能な心拍変動スペクトルにより，副交感神経機能低下が冠動脈性心疾患や突然死の重要な危険因子であることが明らかになっている[14)]．

心拍変動による自律神経機能評価の原理は，交感神経および副交感神経機能がそれぞれ特定の周波数帯域の心拍変動に反映されることに基づいている（図1-3）．この心拍変動には低周波帯（0.03～0.15Hz）と高周波帯（0.15～0.4Hz）にピークがみられ，それぞれLF成分，HF成分と呼ばれている．HF成分は呼吸によって生じる心拍のゆらぎで心臓副交感神経によって媒介

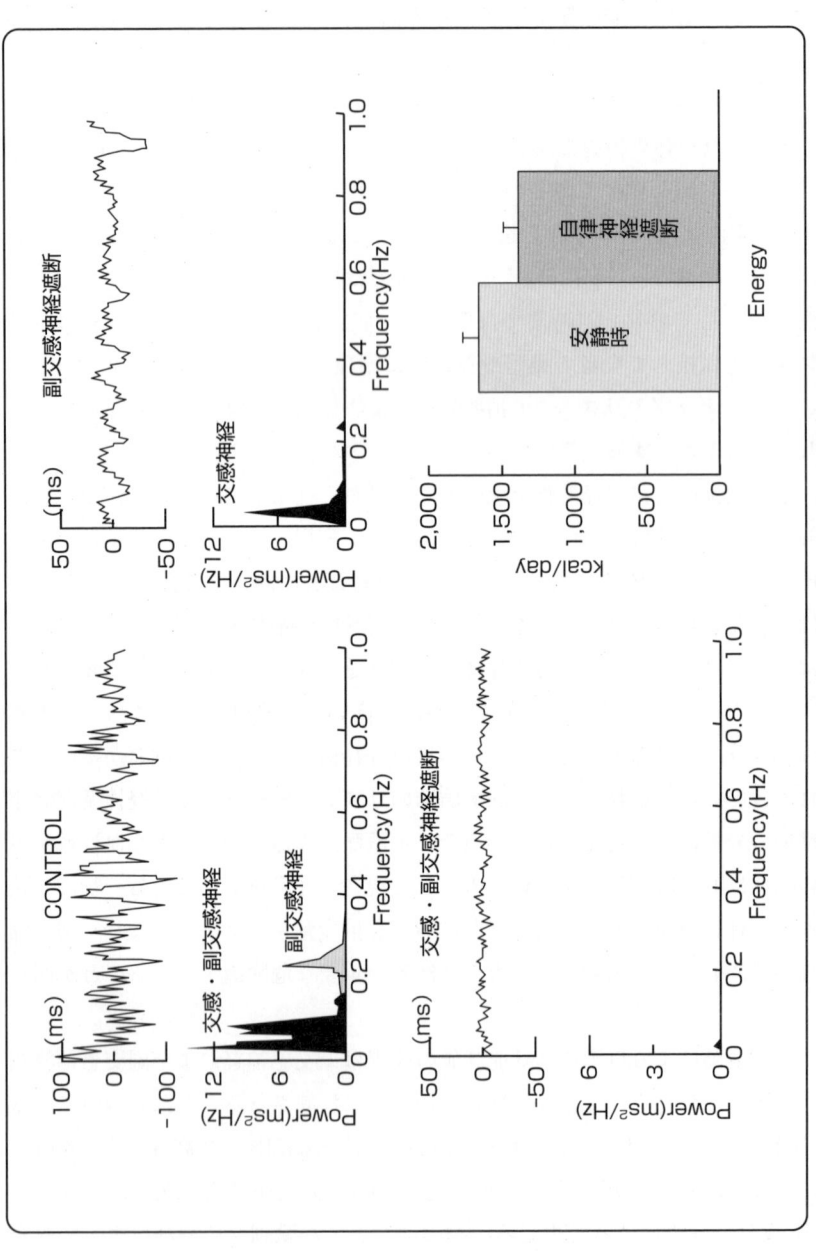

図1-3 心拍変動パワースペクトル解析による自律神経活動の評価

文献15)より

され，その振幅値は心臓副交感神経活動を反映することが動物実験での神経節切除の実験結果から明らかになっている。一方，LF成分は交感神経と副交感神経活動の両者が反映されるが，Akselrodら[12]や森谷ら[2]は，血圧調節がこのスペクトル帯域で行われている可能性を示唆している。

　筆者らは，交感神経・副交感神経の両神経支配を受けている洞結節のリズム（心拍変動）のスペクトル解析により，交感・副交感神経活動の弁別定量化が可能であるか否かについて，健常者に薬理ブロックを用い検証した[15]。安静時では副交感神経活動を反映している高周波成分（HF）が呼吸とほぼ同期して（0.25Hz, 15回/分）スペクトルに現れるが，副交感神経の遮断剤であるアトロピン静注後（0.04mg/kg）では，心拍数が安静時より30～40拍近くも上昇し，高周波成分がほぼ完全に消滅した。交感・副交感神経活動を反映する低周波成分（LF）もかなり減少することが明らかになった。アトロピンと交感神経遮断剤（0.2mg/kg）の両神経薬理ブロック条件下では，心拍変動はほぼ完全に消滅し，安静横臥から直立姿勢に変化してもほとんどスペクトルは変化を示さなかった。この時点では心拍変動係数（CV）は安静コントロール時と比較して劇的に低下しており，糖尿病性自律神経障害の顕著な患者に酷似したスペクトルを呈する。

　図1-3の薬理ブロック実験結果から推察できるように，自律神経活動を完全に抑制すると1日のエネルギー消費量が約300kcalも低下することになり，「自律神経活動と交感神経のエネルギー代謝調節機能とが肥満や脂質代謝に大きく関与する」と提言しているMONA LISA仮説を支持する有力なエビデンスであると考察できる。

　現在，筆者らはLFおよびHF成分に加え，交感神経系体温・熱産生調節機構に関与するVLF成分（0.007～0.035Hz）を特定することが可能な，より精度の高い手法を開発し，各種の肥満関連遺伝子多型と自律神経活動動態の関連や，運動の降圧効果，肥満発症メカニズム，更年期女性の不定愁訴や心身医学などへの応用に利用している[16)-18)]。

3. 食品成分と自律神経

(1) セサミンの生理学的効果

　ゴマは古来より健康を増進する食品として広く親しまれてきたが，近年そのさまざまな生理活性が科学的に解明されつつある。なかでもゴマに特徴的な成分であるリグナン類の持つ生理活性が注目を集めている。セサミンはこのリグナン化合物の一種であり，ゴマに0.5～1％程度含まれており，肝臓でカテコール体セサミンに変換され強力な抗酸化活性を示すことが報告されている[19),29)]。高血圧症を含めた種々の循環器疾患の発症や進展に活性酸素が関係することが明らかになってきたが，セサミンは生体内で効果的に働く強力な抗酸化剤であることから，ヒトにおける有効性にも期待が持てる[21)]。

　ヒトへのセサミンの効果を直接検証するために，クリニックに受診に訪れた44～59歳の更年期障害の症状を有する女性14名を対象に，セサミンが自律神経活動と血管弾性に及ぼす影響について検討した。対象者を無作為に2群に分け，一方の群にはセサミンとビタミンEの混合カプセル（セサミン＋VE；セサミン10mg，ビタミンE60mg/3粒）を，もう一方の群にはプラセボカプセルを1日3粒，それぞれ4週間継続して摂取させた。その結果，セサミン＋VEの4週間摂取により，総自律神経活動，交感および副交感神経活動の亢進が認められ，特に副交感神経活動の亢進が顕著であった。血圧も正常化する傾向が認められ，血管弾性評価指標（血流波動指数）においてはセサミン摂取群で有意に改善することが明らかとなった。

　運動は生活習慣病予防に有用である一方で，運動中には活性酸素の発生亢進や，心臓副交感神経活動の減衰による突然死等の危険を有する。そこで筆者らは，激運動時の脂質過酸化に対するセサミンの抑制効果について男子大学生を対象に検討した。その結果，最大心拍数の80～90％相当の20分間の高強度運動に伴い，プラセボ摂取時には血漿過酸化脂質濃度の有意な上昇が観察されたが，運動前にセサミンおよびビタミンEを経口投与することにより，その上昇が有意に抑制された[21)]。

　さらに，喫煙による交感神経活動の亢進や酸化ストレスが循環器疾患のリ

スクを高める可能性があるため，喫煙に伴う心臓自律神経活動動態の変化とセサミンの作用についても検討を加えた。実験では，健常な男子大学生9名にセサミンとビタミンEの混合カプセル（セサミン+VE；セサミン10mg，ビタミンE 60mg/3粒）あるいはプラセボカプセルを摂取させた後，喫煙（市販タバコ1本）を負荷し，連続的に心電図を記録して心臓自律神経活動の変化を調べた。また，心臓脱・再分極時間の指標として心電図Q-T間隔を測定した。その結果，喫煙直後では有意な心拍数の増加と心臓交感神経活動指標の増加，ならびに副交感神経活動の顕著な低下が認められた。セサミン+VE投与時では喫煙による顕著な副交感神経活動の低下は有意に抑制された。また，プラセボ試行では喫煙後に有意なQ-T間隔の延長が認められたが，セサミン投与時ではこのQ-T間隔の遅延は認められなかった。以上の結果から，喫煙前のセサミンの摂取により，心因性突然死の危険因子である心電図Q-T間隔の遅延や顕著な心臓自律神経活動への影響を緩和させる可能性が示唆された[22]。

（2）カフェインの脳波および自律神経活動への影響

　コーヒーなどに含まれるカフェインがヒトの自律神経活動を亢進させることは先行研究で明らかにされてきた[23],[24]。そこで，カフェイン独自のリラクゼーション効果も含めた神経生理学的作用を検討するために，3種類の温飲料（コーヒー，デカフェネイテッドコーヒー，白湯）を3日間に分けてランダムに摂取し，摂取前後，および30，60，90分後に自律神経活動，エネルギー代謝，および脳波を測定した。コーヒーには約100mgのカフェインが含まれている。

　その結果，総自律神経活動を反映する心拍変動パワースペクトルの総パワーは，両コーヒーの摂取後に有意に増加した。一方，副交感神経活動については，コーヒーの摂取後のみに有意な亢進効果が認められた。脂肪代謝の指標である呼吸商についても，コーヒーの摂取後では，白湯の摂取後に比べて，有意に低下した。このことから，コーヒーの顕著な脂質代謝の亢進作用が実験的に確認できた[25]。

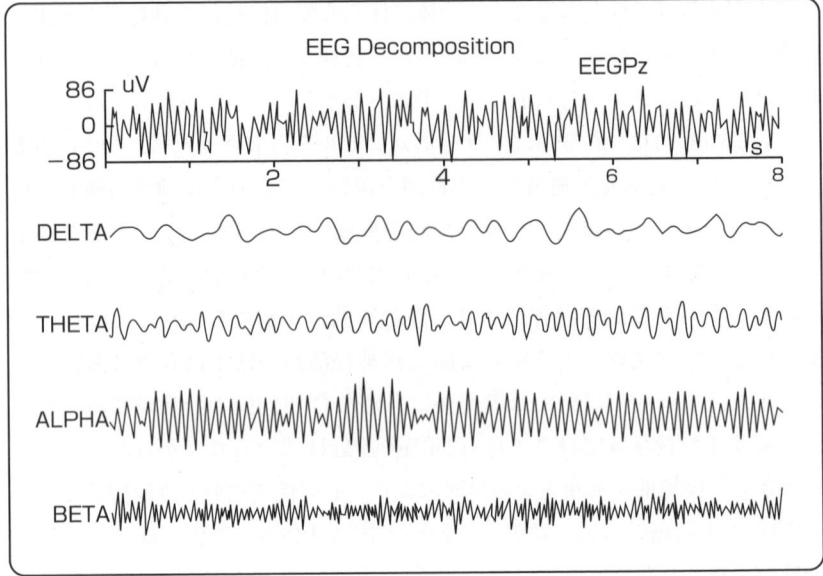

図1-4 脳波ディコンポジション解析結果の一例

　図1-4は脳波の解析に用いた脳波ディコンポジション解析結果の例である。この図は高速フーレー変換によって得られた脳波周波数パワースペクトルを逆フーレー変換により，任意の周波数帯域のみを源信号から抽出してプロットしたものである。その結果，リラクゼーションの指標であるα波が脳波に占める割合に関しては，両コーヒー摂取後に増加傾向が認められたが，白湯の摂取後では時間経過とともに有意にα波出現率が減衰した[25]。
　以上の結果から，コーヒー中のカフェインが交感神経活動，副交感神経活動の両方を増強すること，また，コーヒー特有の物質（香り，苦味など）が総自律神経活動を増強し，脂質代謝を高める可能性が示唆された。また，間接的にではあるが，コーヒー特有の物質が，リラクゼーション効果を持つことが示された。
　一方，カフェイン摂取は自律神経を介して脂質酸化とエネルギー消費の両方を刺激し，安静時エネルギー消費量の増大だけでなく基質としての脂質の

動員とその酸化を刺激する。カフェイン経口投与（300mg）が運動中の自律神経活動動態やエネルギー代謝に及ぼす影響をヒトにおいて検討した報告[24]では，30分間の40～50%の最大運動強度に相当する持久的運動において，プラセボ投与時に比較して有意な自律神経活動亢進と脂質酸化をもたらすことが明らかになっている。このことから，カフェインは運動中の脂質酸化の亢進をもたらす有用な食品成分であることが示唆された。

（3）カプサイシン摂取とエネルギー代謝

　トウガラシに含まれる香辛料辛味成分カプサイシンは，交感神経系を介した副腎のアドレナリン分泌や褐色脂肪組織中のUCP1誘導によるエネルギー代謝亢進作用を有する[26],[27]。また，ヒトにおいても比較的多量の香辛料辛味成分を食事とともに摂取すると，食事誘発性熱産生（DIT）の増大が認められることが報告されている[28]。一方，小児は成人よりも熱産生における褐色脂肪組織の役割が大きく，香辛料辛味成分の影響を成人よりも大きく受けると考えられるが，この点に関する研究は極めて少ない。

　永井ら[29]は香辛料辛味成分が小児のDITと満腹感に与える影響について交感神経活動動態と併せて検討している。8～11歳の健常な男児13名に，体重1kg当たり16kcal，糖質エネルギー比70%に調整した辛口カレーライス（HC+Spice食）およびカレーより香辛料を除去して作製した擬似カレーライス（HC食）を，それぞれ別の日の午前中にランダムな順序で負荷し，食前（安静時）および食後3時間まで30分間隔で心電図，呼気ガスを測定し，加えてvisual analog scale（VASs）による満腹感スコアを記録した。その結果，HC+Spice食はHC食よりも，食後のエネルギー消費変化率，熱産生に関与する交感神経活動ともに有意に高く，DITも有意に亢進した（42.9 ± 11.4 vs. 30.7 ± 10.6kcal）。満腹感スコアはHC+Spice食で高値を維持した。

　以上の結果より，日常的に無理なく摂取できる量の香辛料辛味成分であっても小児の熱産生を増加させ満腹感を維持する作用を有すること，および，これらの熱産生や満腹感の持続には交感神経活動の亢進が関与する可能性が示唆された[29],[30]。

(4) レモン，グレープフルーツ摂取と自律神経活動動態

　自律神経を構成する交感・副交感神経活動は，生体の活動や休息に伴う規則正しい概日リズムを有するが，そのバランスやリズムの乱れはエネルギー代謝に影響を及ぼし，メタボリックシンドロームを惹起すると考えられている。一方，レモン，グレープフルーツの香りが交感神経活動を亢進させることがヒトや動物で報告されているが，経口摂取の影響は不明な点が多い。そこで，レモン，グレープフルーツの摂取が自律神経活動に与える影響を，生活リズムの異なる女性において検討した。

　非肥満・非喫煙の女性21名（20～22歳）に，重量，糖質量を同じに調整したブドウ糖溶液（対照；CT），グレープフルーツ果肉（GF），レモン果肉（LE）の3種類の試験食を異なる3日間のそれぞれ朝9時に負荷した。試験と試験の間には，1～2日のウォッシュアウト期間を設けた。負荷前および負荷後60分までの心電図を記録し，心拍変動解析を用いて心臓の自律神経活動を経時的に評価した。予備実験として，生活リズムが昼型の女性3名，夜型の女性3名の交感神経活動指標（LF/HF）の日内変動を調べたところ，昼型の女性には起床後から午後にかけて交感神経活動指標の上昇が認められたが，夜型の女性には認められなかった。

　試験食負荷後には，VLF power（熱産生を反映する交感神経活動）は，LEでは直後より著明な増加が認められ，GFでは60分後まで漸増した。LF power（交感神経活動を反映し，一部に副交感神経活動を含む）および交感神経活動指標（LF/HF）は，CTでは変化がなかったが，LEとGFでは有意に上昇し，その程度はLEがGFよりも高かった。副交感神経活動指標（HF/TP）はCTでは変化がなかったが，LE，GFでは有意に低下した。同様の結果は夜型の女性（$n=11$）のみで解析した場合にも認められた。

　以上の結果より，レモン，グレープフルーツの摂取により，交感神経活動の亢進と副交感神経活動の相対的低下により交感神経優位となることが示唆された[31]。さらに，この効果は夜型の生活リズムを有している女性にも認められた。

(5) 高脂肪食と自律神経活動動態

　高脂肪食がカテコールアミン分泌を亢進させ心拍数を上昇させること[32),33)]や，心臓の$α$-アドレナリン受容体の感受性を亢進させること[34)]，心臓の再分極時間を遅らせ，いわゆる突然死の原因となる心電図Q-T間隔遅延をもたらすこと[35)]が報告されており，肥満のみでなく心臓血管系への影響も懸念されている。筆者らはこれまでに，UCP1遺伝子変異（-3826A/G）のGGアレル小児では，高炭水化物食摂取後の自律神経活動には有意な差が認められないが，高脂肪食摂取後には熱産生に関与する交感神経活動成分（VLF）が有意に増加するものの，食事誘発性熱産生は正常型（AA）および片方のみの変異であるAGと比べて低いことを見いだしている[36)]。

　永井ら[37)]の最近の研究では，朝食欠食や三大栄養素の比率が食後の血糖値，満腹感，エネルギー消費量（EE），自律神経活動に及ぼす影響をUCP1遺伝子多型とともに検討している。健常者8名に総摂取エネルギーが等しい4試行の朝食+昼食（CC：高糖質食+高糖質食，SC：欠食+高糖質食2食，FF：高脂肪食+高脂肪食，SF：欠食+高脂肪食2食）を負荷した結果，CC試行ではFF試行よりも朝食後3時間の血糖値，満腹感，EEが有意に高く，6時間の熱産生も4試行中最も高値であった。特に，朝食欠食（SC，SF）試行では熱産生が低く，昼食後に心拍数の著増を認めた。UCP1遺伝子のGGアレルを有する者は2名と少数であったが有意に熱産生が低く，高脂肪食摂取後により顕著にこの傾向が認められた。以上は，耐糖能正常者では米飯を主体とする朝食の摂取が肥満予防に寄与する可能性を示唆するとともに，遺伝的背景への配慮の必要性を示すものである。

4．生活習慣病における運動の効果

　運動不足が習慣になっている人は，ブドウ糖を血液から細胞の中に運ぶ運搬車（グルコース輸送担体，GLUT4）の数が減っているだけでなく，運搬する能力も低下している。また，筋肉もあまり発達しておらず，基礎代謝も低く，エネルギー製造工場（ミトコンドリア）の数もその働きも低下している。

その結果,からだで消費するエネルギーは減って,逆に貯えるためのエネルギーが増え,過剰なインスリンの働きでからだに脂肪が蓄積していくことになる。特に内臓脂肪から分泌される脂肪細胞由来の各種の生理活性物質(アディポサイトカイン)が多くの生活習慣病の起因となる遺伝子を発現させるのである。こうして,「肥満症,糖尿病,高血圧症,高脂血症」が合併して死の四重奏のメロディーが流れ出すのだが,残念ながらほとんどの生活習慣病(がん,心臓病,高血圧,高脂血症,脳卒中,糖尿病など)は無自覚・無痛で,われわれの耳をどんなにすましても聞こえないのである。かくして,肥満と運動不足を長期に抱えると圧倒的に病気で死亡する確率が高くなってくる。アメリカのブレア博士が約14,000人の男女を8年以上も追跡調査した結果,男性も女性も肥満度が高く,かつ運動不足のグループでは圧倒的にがん,心臓病,脳卒中,糖尿病などで死亡する人が多いことが判明した。その後の数多くの研究でも,同様に"肥満薄命"がはっきりと示されている(図1-5)[38]。

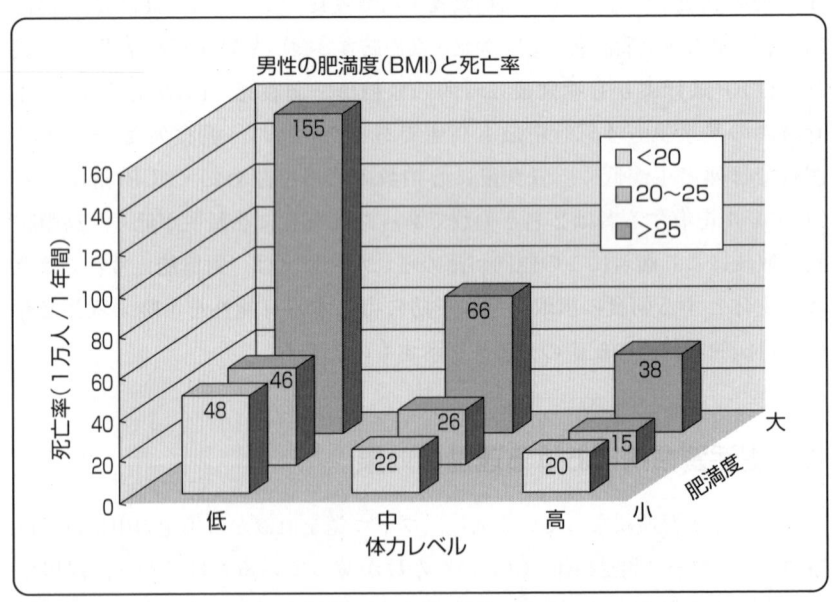

図1-5 肥満度,体力レベルが疾患死亡率に及ぼす影響
文献38)のデータより筆者作図

慢性的な運動不足が，肥満や2型糖尿病におけるインスリン感受性の低下と密接な関係にあることは，よく知られている。例えばStuartら[39]は，たった7日間のベッドレスト（完全休養）で，顕著な骨格筋の糖取込み能力の低下やインスリン作用の低下が起こることを報告している。逆に，運動はインスリンとは別の細胞内シグナル伝達機構を介して，糖輸送を活性化できるので，インスリン抵抗性の存在下においても通常は運動により糖輸送は正常に機能する。つまり，運動はインスリンと独立した細胞内機構により骨格筋の糖輸送担体（GLUT4）の血管細胞膜移動（translocation）を惹起し，糖輸送を活性化することができる。インスリン感受性の改善は動脈硬化・心血管系疾患のリスクを軽減させることになり，運動の臨床的意義も大きい。

最近の筋バイオプシーの実験[40]では，150kgを超える超肥満者の筋細胞の脂質代謝能力は大幅に低下しており，1年に及ぶ食事等で50kg以上も減量してもこの脂質代謝能力は変化しなかった（図1-6）。10日間の有酸素運動

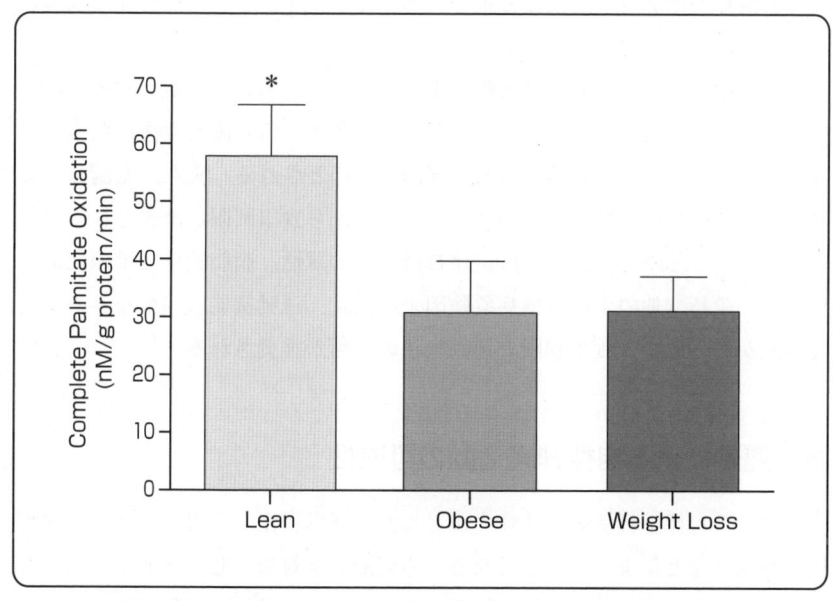

図1-6　バイオプシーで得られた筋サンプルの脂質酸化能力

文献40)より

トレーニング（60％最大酸素摂取量）により超肥満者，減量した肥満者および健常者とも有意に筋脂質代謝がほぼ同程度向上した．この結果は自律神経活動や他のホルモン調節の影響を受けない状態（摘出筋サンプル）での筋脂質酸化能力を測定しているので，運動トレーニングによる筋細胞への効果がいかに脂質代謝に影響するかを実証したものである．

　糖尿病の治療には薬物療法，食事療法，運動療法が用いられるが，運動療法は比較的軽い糖尿病患者では特に顕著に血糖の改善が認められる．この運動の血糖降下作用は，筋が最も多量のグルコースを利用できる組織であることと関係している．筋活動で消費されるグルコースの量は，安静時に比較すると軽い歩行運動で約3倍，中等度のジョギング運動では約5～10倍近くにも及ぶことが報告されている．運動によるインスリン感受性の亢進は，典型的には1回の有酸素性持久運動による急性効果として得られ，運動を行った筋肉に限局し，運動後48時間近く継続する．また，筋力トレーニングによる筋重量の増加も，糖代謝容量の増加を介してインスリン抵抗性を改善する可能性がある[41),42)]．

　肥満や糖尿病の改善効果は運動によるエネルギー消費によると考えられていたが，前述した自律神経活動による食欲・体重・脂質調節機構が明らかとなった現在，エネルギー消費は第二義的なものとされる．実際，肥満した患者で体重減少を図る場合，その効率と有効性から食事制限が優先されるのが現状である．しかし，運動には自律神経活動の賦活，脂肪減量効果の促進や体組成の維持，他の生活習慣病危険因子の是正，運動機能の保全などの重要な意義があるので，食事制限と運動療法の併用が推奨される．

5．運動による自律神経活動の可逆性

　安静時の自律神経活動を比較すると加齢や運動習慣，疾患の有無，喫煙習慣，肥満度などにより大きく異なる．中高齢者を対象にした研究でも同様な結果が報告されており，自律神経系でも主に副交感神経で調整される圧受容体感受性も運動習慣のある中高齢者が有意に高いことも指摘されている[43)]．

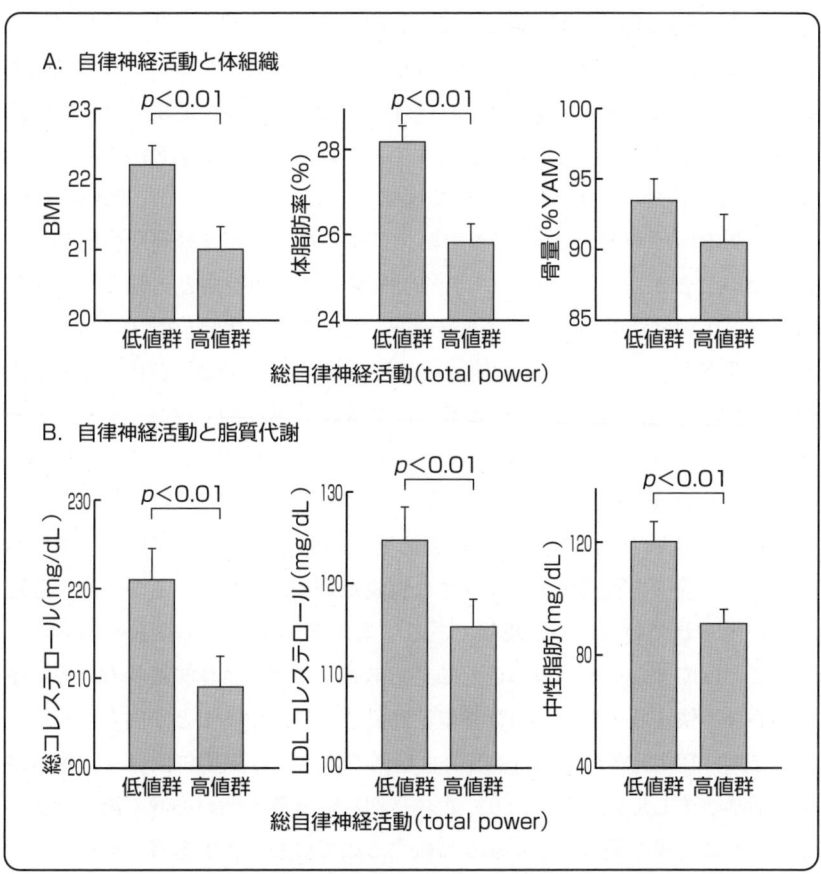

図1-7 中年女性における自律神経活動レベルと体組成，血中脂質プロフィール
A：2002年7〜12月に東京医科歯科大学更年期外来を受診した症例のうち，糖尿病や高血圧などの合併症を有する症例を除外した243名。
B：抗高脂血症薬使用者を除く226名。 　　　　　　　　　　　　　　　　文献53)より

　図1-7は更年期外来を受診した投薬前の女性の総自律神経活動（心拍変動パワースペクトルのtotal power値）の中央値を基準に低値群と高値群に分けて比較したものである。この図から，明らかに自律神経活動の低値群ではBMI，体脂肪率，脂質異常の発現率が有意に高いことが理解できる[44)]。
　一方，月経前症候群（premenstrual syndrome：PMS）は，身体・精神症状

から社会・行動上の変化に至るまで広範囲にわたる症状が黄体期後半に繰り返し出現し，月経開始後数日以内に軽快するという特徴を持つ。そこで，筆者らは，PMS症状のレベルが異なる女性を対象に，"体内環境の恒常性維持に寄与し，心の状態にも影響を及ぼす"とされる自律神経活動の観点から月経前の心身不調の発症機序について探求することを試みた[18]。PMS症状がない，あるいは軽度のControl群では，自律神経活動が月経周期に応じて変化しないことが認められた。一方，PMS群では，卵胞期と比較し，黄体後期の総自律神経活動指標（total power）と副交感神経活動指標（HF成分）が有意に低下していた。また，重度のPMS（PMDD）群では，黄体後期の不快症状がPMS群よりもいっそう強く，自律神経活動に関しては，他の2群と比較すると卵胞期・黄体後期の両期において心拍変動が減衰，併せて，すべての周波数領域のパワー値が顕著に低下していた[18]。

　PMSは，生物学的要因と心理社会的要因が混在する多因子性症状群であり，その病態像を説明するさまざまな仮説が提唱されてはいるが，統一した見解が得られていないのが現状である。本研究からPMSの全貌を明らかにすることはできないが，得られた知見を考慮すると，黄体後期特有の複雑多岐な心身不快症状の発現に自律神経活動動態が関与することが明らかとなった。また，PMDDのようなPMSの重症例では，月経周期に関係なく総自律神経活動が著しく低下しており，黄体後期にいっそう強い心身不調を経験するとともに，月経発来後も症状が持続するのではないかと推察された。

　運動中の脂肪の利用率は運動強度に依存する。最大酸素摂取量（VO_2max）の約50％の運動強度では，エネルギー源として糖質と脂質がほぼ同じ割合で利用されるため，高強度の運動に比べて脂肪燃焼率が高くなり，脂質代謝の活性化に適している。アメリカスポーツ医学会[45]では，呼吸循環機能を向上させる運動処方として，少なくとも50〜85％ VO_2maxの強度で，20分間の有酸素運動を週に3回，数カ月間継続することを推奨している。しかし，内臓脂肪型肥満者に発生している糖・脂質代謝異常の改善には必ずしもこの運動処方が適するとはかぎらない。一般的に肥満者や糖尿病患者の場合，運動不足を伴って嫌気性代謝閾値（AT）も低く，速歩程度でこの閾値

に達する場合もある．特に高齢者ではATレベルの運動が単純な歩行に相当する場合が大半である．また合併症の問題から運動制限が必要な場合も多い．この意味から，歩行レベルの軽度の運動が糖・脂質代謝を有意に改善させる運動刺激になるか，あるいは糖代謝改善に最低必要な運動強度や運動量が存在するかは臨床上重要な課題である．

肥満に対する運動の効果は，①エネルギー消費の増大と脂肪組織消費による減量，②脂肪合成の抑制，③基礎代謝の増加，④インスリン感受性の向上，⑤動脈硬化性血管障害の改善（HDLコレステロールの増加，中性脂肪の低下，血圧降下作用など），⑥呼吸循環機能の増強と運動能力の向上，⑦ストレスの解消などがあげられる[46),47)]．合併症を発症しやすい内臓脂肪型肥満では，内臓脂肪が皮下脂肪より効果的に運動で燃焼させる利点も指摘されており，中高年男性の半数がメタボリックシンドロームと推定されている昨今（2006年厚生労働省発表），運動の継続は生活習慣病の予防上，その重要性をますます増している．

自律神経活動が低下している肥満者を対象にした有酸素運動のトレーニング効果を扱った最近の研究によれば，低強度（約50% VO_2max）の有酸素運動でも，総エネルギー消費量を増加させることにより，呼吸循環機能の有意な向上は認められないが，糖・脂質代謝の改善に十分効果を発揮することが明らかにされている[46)-48)]．筆者らは肥満者や糖尿病患者に対して安全で有効な運動処方の開発を行ってきた．特に，血中乳酸や呼気ガスの変化ではなく，心臓副交感神経活動を基準にした"安全運動閾値"で運動処方箋を作成し，生活習慣病のリスクが高く，自律神経活動の低下した肥満者を対象に12週間の運動トレーニングを実施した．その結果，"安全運動閾値"での運動トレーニング12週後では，血圧，血中コレステロール，中性脂肪，HDLおよびLDLコレステロール，体脂肪，等々の生活習慣病リスクファクターや心臓自律神経活動が有意に改善した[2),49)]．また，強力な血管収縮物質であるエンドセリンやカテコールアミンおよび心負担度の指標である脳性ナトリウム利尿ペプチドの増加が運動中に認められなかった[49)]．これらの自律神経活動の可逆的効果から，"安全運動閾値"での運動は，心臓に負担が少なく，

中年肥満者におけるエネルギー代謝機構を改善し肥満を解消させるだけでなく，虚血性心疾患や突然死を予防する可能性があることが示唆されている。

また，Nagaiら[50),51)]は1,080人の児童を対象に体脂肪，運動量，食事等を詳細に調査し，自律神経活動に対する肥満と運動習慣の影響について検討している。その結果，肥満児では非肥満児と比較して交感・副交感神経活動を反映するLF成分も副交感神経活動を反映するHF成分も有意に低下していることを明らかにした[50)]。しかし，同じ程度の肥満であっても習慣的な運動習慣を有する児童では，運動習慣を有さない児童よりもLF，HF成分ともに有意に高値を示した。そこで，ある小学校の全児童（305名）を対象として1年間の運動介入（心拍数130～140拍/分，20分/日，5回/週）を行った結果，介入前に自律神経活動が低下していた児童では，すべての自律神経活動の評価において有意な改善が認められた[51)]。

以上の結果は，自律神経活動は可逆性を持っており，脂質代謝や食欲調節機能の中枢である自律神経活動の低下に起因する中年肥満も習慣的な運動の励行によって予防できることを強く示唆するものである。肥満していても運動習慣がある人のほうがスリムで身体的不活動な人よりも圧倒的に病気の罹患率や死亡率が低いことが報告されている[38)]。軽い歩行程度の運動でも，筋肉から免疫強化や生活習慣病の予防・改善につながる多数の遺伝子をONにする筋細胞由来生理活性物質マイオサイトカイン（myocytokine）が放出されることも明らかにされつつある[52)]。糖尿病，肥満症の患者はもとより中年男女性に習慣的な運動を励行すべきで，まさに厚生労働省生活習慣病予防対策室が推奨している「1に運動，2に食事，しっかり禁煙，最後にクスリ」である。

6．運動と筋細胞由来の生理活性物質

最近特に注目を浴びているのは運動トレーニングが大脳に及ぼす影響であり，特に学習・記憶を司る海馬での脳由来神経栄養因子（brain derived neurotrophic factors：BDNF）である（詳細なReviewはCotman and Berchtold[53)]を参照）。

運動トレーニングにより増加するBDNFの主な機能は神経可塑性，神経栄養伝達，学習改善，および脳神経細胞保護（虚血からくる脳損傷の抑制など）の多岐にわたるものである．特に注目したいのが，このBDNFのシナプス伝達亢進，長期記憶（long term potentiation）の増強，学習能改善およびシナプスタンパク合成などの機能である．ラットを7日間自由に走行させたときの海馬におけるBDNFのmRNAの発現を観察した実験では，安静コントロール試行時よりも有意に遺伝子の発現が認められ，BDNFタンパク量を比較した場合，運動群では約2倍も増加していることが明らかとなった[53]．さらに，BDNFの増加はトレーニング時の走行距離に依存しており，長期にわたる運動トレーニングによっては著しい増加が起こる可能性が示唆されている．

興味深いことに，ラットの子宮を摘出して実験的に閉経を迎えたホルモン環境下で，エストロゲン投与と運動の組合わせでBDNFが増加することが報告されている．実験結果の応用がヒトに対してどれだけ可能か多少の疑問は残るが，閉経後の女性ではBDNFが減少してくることから，女性ホルモン投与は骨粗鬆症予防だけでなく，運動療法と組み合わせることにより脳機能の維持にも有効である可能性も出てくる．また，運動はうつに対して有効であるとされるが，抗うつ剤投与により運動と同様にBDNFが増加することも明らかになっている．効果は運動のほうが大きいが，抗うつ剤投与と運動の組合わせではさらに大きい効果が期待できる[54]．脳機能維持を目的とした運動となれば運動療法の見方も変わる可能性があり，今後のこの分野の研究成果におおいに期待したいところである．

最新のヒトの知見では，運動によりマイオサイトカインが筋活動に伴い多量に放出されることが明らかとなって注目を浴びている[52]．これは免疫を司るインターロイキン6（IL-6）で各種のターゲット臓器に作用して糖代謝，脂質代謝，脳由来神経栄養因子等を活性化することが指摘されている．つまり，運動不足等により内臓脂肪蓄積で惹起されるアディポサイトカインによる糖・脂質代謝異常に拮抗するように，筋活動はマイオサイトカインを発現させることになるのである[52]．今後，筋収縮により惹起される未発見のマイオサイトカインの研究がさらに進む可能性があり，今後のこの分野の研究成

果におおいに期待したいところである。

7．実践運動・栄養医科学

（1）NEAT を増やせば肥満・メタボリックシンドロームは予防できる

　NEAT（non exercise activity thermogenesis）は，直訳すれば"非運動性熱産生"となり，肥満やメタボリックシンドロームの研究者の間でいま，最もホットな話題である。朝起きて夜寝るまでの時間を16時間として，この起きている間に何をするかが問題となる。ヒトは起きている間に立ったり座ったり，誰かと話したり，トイレに行ったり，買い物をしたり，バスに乗ったり，実にさまざまなこと（運動）をしている。それは"30分間のジョギング"というように，はっきりとした運動ではないかもしれない。でも，エネルギーを消費する活動（運動）であることは論を待たない。そうした日常の何気ないアクションがNEATなのである。

　1日の消費エネルギーの約60%は基礎代謝，食事誘発性熱産生であり，残りの40%近いエネルギー消費がこのNEATによって占められるのである。2007年にHamiltonら[55]は肥満症，糖尿病，メタボリックシンドロームの発症がこのNEATに起因するとの見解を『*Diabetes*』に総説論文として発表した。衝撃的な内容で，Hamiltonらによれば，なにも特別な運動をしなくても，日常のNEATの部分を増やしていけば肥満，糖尿病は予防できる可能性が非常に高いのではないかと論じている（図1-8）[55]。

　わが国の1人1日当たりのエネルギー摂取量は，1975年ごろの2,226kcalをピークとして減少に転じ，2004年には1,902kcalと，終戦直後（1946年）の1,903kcalとほぼ同じ水準にまで低下している。この間，食事から摂取するエネルギー量は減少し続けているにもかかわらず，肥満者は増え続けているのである。機械文明の発展の代償としての運動不足な近代的生活による"エネルギー消費量の減少"が"エネルギー摂取量の減少"を上回り，"相対的なエネルギー過剰"となっているのである。必然的にNEATは少なくなり，それと呼応するように，肥満や糖尿病などの生活習慣病は増加の一途を

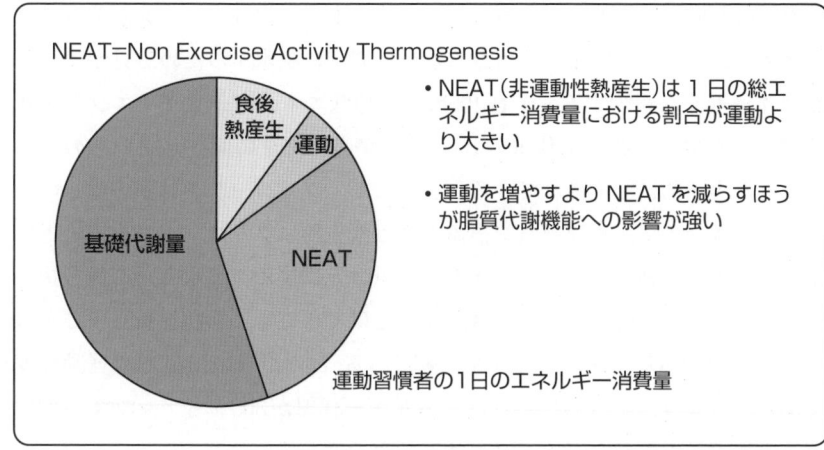

図1-8　1日の総エネルギー消費量における基礎代謝，食事誘発性熱生産，および NEAT（非運動性熱産生）の占める割合

文献55）より

たどってきたのである．以上のような理由から，Hamiltonらの提言した「NEATを増やすことで糖尿病，メタボリックシンドローム，循環器疾患を予防しよう」という切り口はとても斬新で，説得力がある．

（2）和食の抗肥満・メタボリックシンドローム効果

戦後，日本人の食生活は米を主食とし，魚や野菜を食べる"高糖質食"から，肉や油を多く摂る"高脂肪食"へと急速な勢いで変化した．近年増加している肥満の背景には，この食の高脂肪化が大きく関与している．脳は糖質しかエネルギーとして利用できないため，糖質によって血糖値があるレベルまで高くならないと，脳の視床下部にある満腹中枢が満たされず，摂食が抑制されない．高脂肪食ではいつまでも満腹感が得られずに，食べ過ぎてしまうのである．つまり高脂肪食は満腹感が得にくく，脂肪に合成されやすい点から"太りやすい食事"と言える．反対にご飯など高糖質食は"太りにくい食事"なのだが，ご飯を抜くダイエットが世間にまかり通っている．

確かにご飯などの糖質を減らすと体重はすぐに減る．しかしこの場合，減

ったのは脂肪ではなく，グリコーゲンと水である．グリコーゲンが消費されるときには，その3～4倍に当たる水分も同時に脱水するため，見かけの体重は4倍近くも減少する．1日405kcalの超低エネルギー食ダイエットを4日間続けた場合，減った体重の3～4kgが脂肪減量に関与しないものであることが実験的に証明されている[56]．ここで，グリコーゲンは脳の唯一のエネルギー源なので，再び糖質を摂ると体は優先的にグリコーゲンを4倍近い水分子とともに結合するので，すぐに体重は元に戻る．つまり，ご飯を抜くダイエットでは一時的に体重を減らすことはできても，脂肪を減らすことはできないのである．逆に，身近な運動である"歩行"は3METSの運動強度である．つまり，こまめに歩けばエネルギー代謝が300％もアップするわけで，世界で最も有効なダイエットサプリなのである．

　次に，同一エネルギー摂取量でも，高糖質食と高脂肪食では，高脂肪食のほうが肥満しやすいことが，スイスの研究グループによって明らかにされている．Jéquier[57]によると，9日間にわたり，通常の1.6倍のエネルギー余剰の脂肪を摂取しても脂質酸化（燃焼）の代謝反応は起こらなかった（図1-9）．つまり，脂質摂取は酸化反応を亢進しないので余剰に摂取した脂肪は，ほぼ全部脂肪組織に蓄積されたのである．9日間連続の混合食の過剰摂取では，脂質利用は有意に減少するが，糖質酸化はエネルギーバランスが均衡になるまで増加したのである．余剰に摂取した糖質は，ほとんどが筋肉と肝臓のグリコーゲンに合成され，残った糖質は熱として代謝された．これらの結果は，高脂肪食が高糖質食より圧倒的に肥満を惹起させる食事であることを裏づけるものである．

　従来，余剰エネルギーはそれが糖質であれ脂質であれ，すべて肝臓で脂肪に合成されて脂肪細胞中に蓄えられると考えられてきた．しかしこれはラット，モルモットを用いた研究によるもので，ヒトの肝臓では糖質はほとんど脂肪に合成されないことを，この研究結果は裏づけている．

　さらにJéquierとTappy[58]はヒトを使った同じような過食実験の結果から，「ヒトの肝臓はラットと異なり糖質を脂肪に変換する能力はほとんどない」という論文をアメリカ生理学会の『Physiological Reviews』で新たな実験

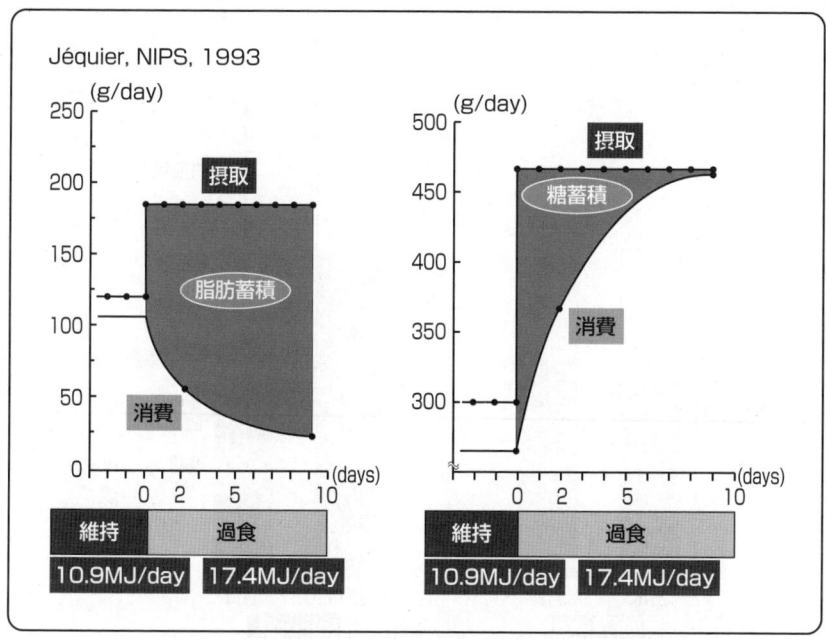

図1-9 9日間の過食実験中の脂質と糖代謝の変化
文献57)のデータを筆者改変

結果とともに発表した。図1-10はタンパク質, 糖質, 脂質で1,000kcalを過剰摂取したときの代謝の変化を24時間追跡したものである。その総説論文では,

① 余剰のタンパク質, 糖質はその日のうちに代謝されるが脂肪は蓄積される。
② 糖質を脂肪に合成するには25％のエネルギーが必要になる。
③ 中性脂肪はエネルギー消費なしで体脂肪に合成される。
④ 高糖質食条件下でも脂肪合成は1日10gを超えることはない。

と結論づけている。つまり, ヒトはラット, モルモットと違い脳が大食漢で(摂取した総エネルギーの2割近くを消費), しかも糖質しかエネルギーとして使えないので, 余分に摂った糖質を脂肪に変換すると, そのエネルギーを二度と脳で使えなくなる。そこで余分に摂った糖質は肝臓と筋肉のグリコーゲ

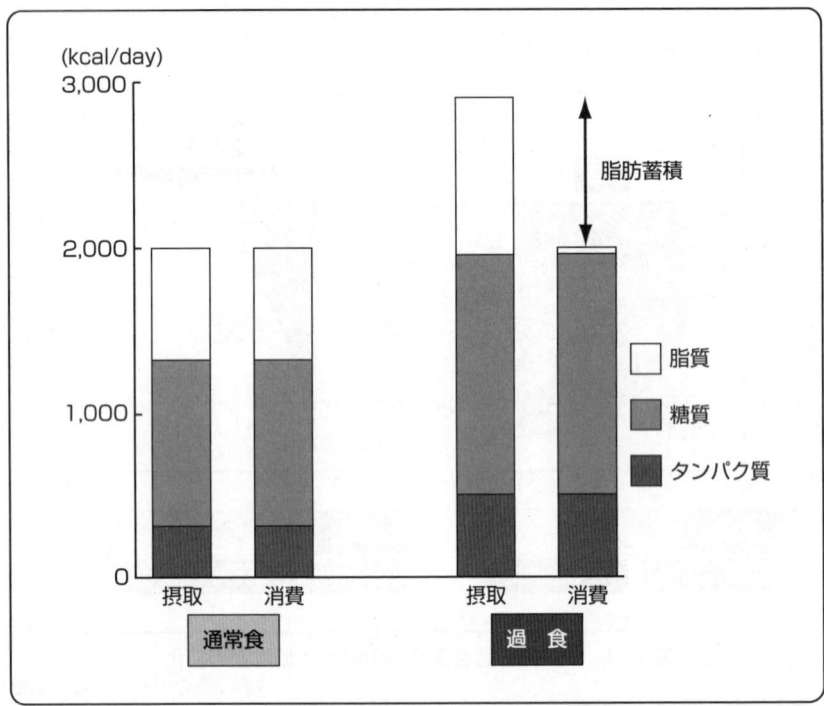

図1-10 余剰のタンパク質，糖質，脂質で1,000kcalを摂取したときの代謝の変化
文献58)のデータを筆者改変

ンとして蓄えるのである．ラットには脳がほとんどないので，余ったエネルギーをすべて脂肪として蓄えるのは非常に合目的的なのである．

　糖質摂取は糖尿病とあたかも関係が深いような錯覚を抱く医療関係者があまりにも多い．実に嘆かわしいことである．お米の消費も半分に落ち込み，砂糖消費が激減したにもかかわらず，戦後と比較して約40倍近くに膨らんだ糖尿病患者をどう説明するのだろうか．遺伝的要因だけではないことだけは明白である．

　Stuartら[39]のわずか7日間のベッドレスト（完全休養）実験で，顕著な骨格筋の糖取込み能力やインスリン作用の低下が起こることが実験的に証明されている．世界でも最も健康管理ができているNASAの宇宙飛行士が2週

骨格筋

インスリン標的臓器のうちで最大の血糖取込み器官で全体の約70%を占める

糖は脳の唯一のエネルギー源
(総エネルギーの約20%)

糖尿病は筋の代謝疾患である！

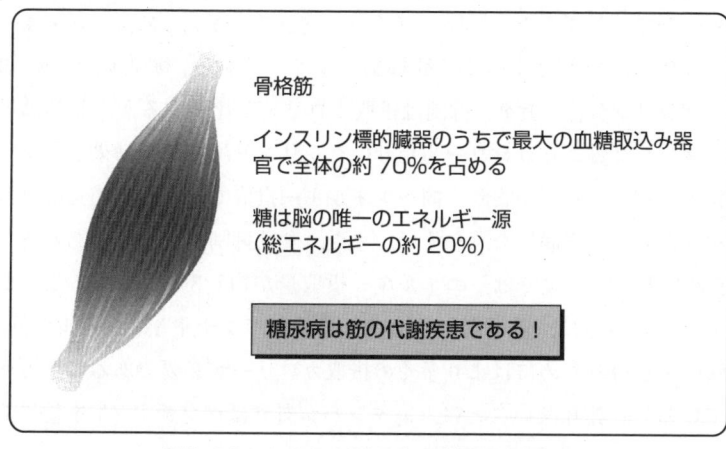

図1-11　ヒトにおける主な糖取込み器官
骨格筋は糖質，脂質を最も大量に消費する臓器である。

筆者作図

間の無重力飛行で地球に帰還すれば，糖尿病患者よりも血糖コントロールが悪くなっていることが容易に理解できるであろう。筋肉はわれわれの体の約4割を占め，糖質・脂質エネルギーを最も多量に使う"臓器"なのである。最近の日本人は老若男女を問わず，この筋肉をあまり使わなくなり，その結果，筋肉の糖輸送担体 (GLUT4) や脂質代謝関連酵素の働きが極端に低下し，肥満とともに糖尿病を発症するのである。つまり，2型糖尿病は"なまくらになった筋肉の代謝疾患"と言っても過言ではないのである（図1-11）。

筆者らは，規則正しい和食を中心とした栄養・ミネラルのバランスよい食事は，肥満・メタボリックシンドロームの予防・改善に非常に効果的であることを実験的に証明している[59)-61)]。米などの炭水化物を中心にした食事とNEATを可能な限り増やす努力が中年肥満やメタボリックシンドロームの予防・改善にいかに有効であるか理解できるであろう。

（3）運動と食欲調節

図1-12はヒトの摂食行動を制御するホルモンと神経制御機構を最近の知見から模式化したものである[62)]。胃から分泌されるグレリンが唯一の食欲増

進ホルモンで,レプチン,膵臓ペプチド,ペプチドYY,グルカゴン様ペプチド(GLP-1),などはすべて食欲抑制ホルモンである.最近のヒトの知見では,グレリン分泌(食欲)抑制は摂取カロリーと比例するが,脂肪は炭水化物,タンパク質よりカロリー当たりのグレリン分泌抑制の効果が少ないことが報告されている.つまり,同一エネルギー摂取でも,高脂肪食は摂食抑制が起きにくく,肥満になりやすい.また,食欲抑制ホルモンであるペプチドYYのヒト静注試験では,エネルギー摂取量が約1/3も減少することが知られている.さらに,肥満者では食前・食後のペプチドYYレベルが低く,同じ満腹感を得るためにはより多くの摂取カロリーが必要であることも報告されている[62].興味深いことに,高タンパク質食はペプチドYYを効果的に

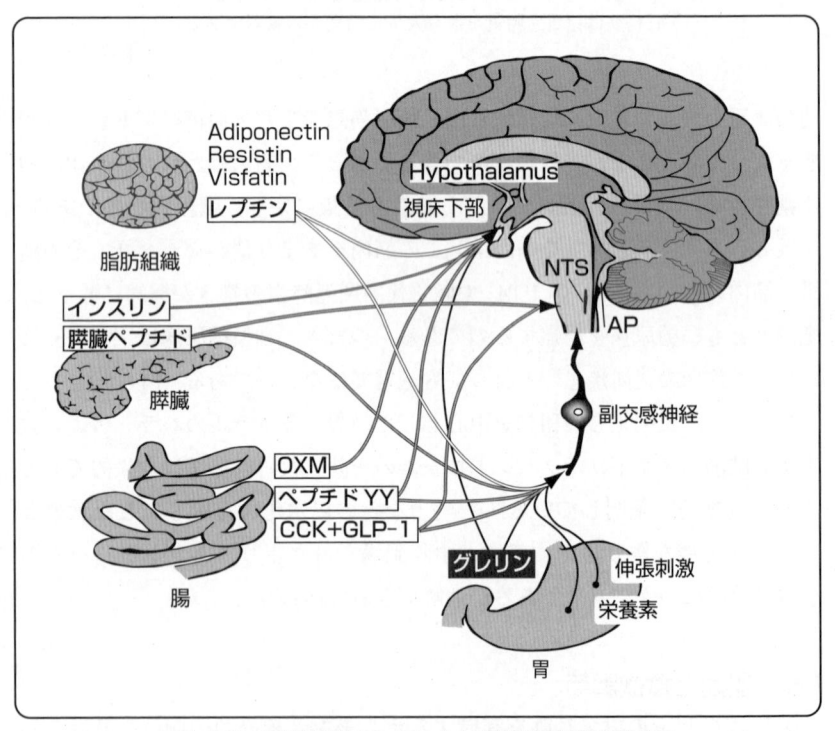

図1-12　摂食調整ホルモンと神経調節機構の模式図

文献62)を筆者改変

増加させ満腹感を得られやすくする可能性も指摘されている。

　筆者らも同一エネルギーに調整した，高タンパク質，高糖質，高脂肪食の摂取がこれら食欲調節ホルモンの分泌にどのような影響を及ぼすかを検証しているが，高タンパク質が食欲増進ホルモンであるグレリンの分泌を最も強く抑制する結果を得ている。これらの知見は，タンパク質，糖質，脂質の適正配分でより効果的な食欲調節や減量効果を引き出せる可能性を示唆するもので，今後の研究に期待が持てる。

　Martinsら[63]は一過性の運動が食欲調節ホルモンと摂取エネルギーに及ぼす効果を詳細に検討している。前日夕食，当日朝食は統一食にして，満腹感，エネルギー摂取量（朝食後3時間と運動後1時間後のブッフェ形式食後）を測定した。被験者は男女12名で，最大心拍数の65％の運動強度で自転車エルゴを60分間駆動させた結果，グレリン濃度は全く変化しなかったが，食欲を抑制する膵臓ペプチド，GLP-1，ペプチドYYは運動中も運動後も，有意に増加した。その結果，運動試行後では摂取エネルギーは若干増加したが，消費エネルギーがコントロール試行より有意に高く，相対的には負のエネルギーバランス（平均 − 180kcal）になることが実験的に証明された。運動で空腹感が増して，エネルギー摂取量が増えるという考えは否定されており，むしろ運動不足により脂質代謝や食欲調節を司る自律神経機能の低下，食欲調節ホルモンの反応性の低下などで肥満が助長される可能性が高いと考えたほうが妥当であろう。

文　献

1) Bray G.A. : Obesity, a disorder of nutrient partitioning: The MONA LISA hypothesis. J Nutr 1991 ; 121 ; 1146-1162.
2) 森谷敏夫，林　達也，枡田　出ほか：運動前後における脳波，自律神経，血圧・循環調節ホルモンの変化．運動生化学　1997；9；112-115.
3) Amano M., Kanda T., Ue H. et al. : Exercise training and autonomic nervous system activity in obese individuals. Med Sci Sports Exer 2001 ; 33 ; 1287-1291.
4) 森谷敏夫：生活習慣病における運動療法の役割．日本整形外科スポーツ医学会雑誌 2006；25；361-368.

5) Nagai N., Matsumoto T., Kita H. et al. : Interrelationship of the autonomic nervous system activity and the state and development of obesity in Japanese school children. Obesity Res 2003 ; 11 ; 25-32.
6) 永井成美, 森谷敏夫, 坂根直樹ほか：香辛料辛味成分が小児の食事誘発性熱産生, 満腹感, 及び交感神経活動へ及ぼす影響. 肥満研究 2003；9；52-59.
7) Nagai N., Sakane N., Hamada T. et al. : The effect of a high-carbohydrate meal on postprandial thermogenesis and sympathetic nervous system activity in boys with a recent onset of obesity. Metabolism 2005 ; 54 ; 430-438.
8) Shihara N., Yasuda K., Moritani T. et al. : The association between Trp64Arg mutation of the β_3-adrenergic receptor and autonomic nervous system activity. J Clin Endocrinol Metab 1999 ; 84 ; 1623-1627.
9) Shihara N., Yasuda K., Moritani T. et al. : Cooperative effect of polymorphisms of uncoupling protein 1 and β_3-adrenergic receptor genes on autonomic nervous system activity. Int J Obesity 2001 ; 25 ; 761-766.
10) Nagai N., Sakane N., Ueno M.L. et al. : The -3826 A→G variant of the uncoupling protein-1 gene diminishes postprandial thermogenesis after a high-fat meal in healthy boys. J Clin Endocrinol Metab 2003 ; 88 ; 5661-5667.
11) 森谷敏夫, 永井成美：運動と食品. 運動と栄養と食品（伏木　亨編）. 朝倉書店, 東京, 2006, p.124-156.
12) Akselrod S., Gordon D., Ubel F.A. et al. : Power spectrum analysis of heart rate fluctuation: a quantitative probe of beat-by-beat cardiovascular control. Science 1981 ; 213 ; 220-222.
13) Moritani T., Hayashi T., Shinohara M. et al. : Comparison of sympatho-vagal function among diabetic patients, normal controls and endurance athletes by heart rate spectral analysis. J Sports Med Sci 1993 ; 7 ; 31-39.
14) Billman G.E. : Cellular mechanisms for ventricular fibrillation. News Physiol Sci 1992 ; 7 ; 254-259.
15) Matsumoto T., Miyawaki T., Ue H. et al. : Autonomic responsiveness to acute cold exposure in obese and non-obese young women. Int J Obesity 1999 ; 23 ; 793-800.
16) Moritani T., Kimura T., Hamada T. et al. : Electrophysiology and Kinesiology for Health and Disease. J Electromyogr Kinesiol 2005 ; 15 ; 240-255.
17) Kimura T., Masumoto T., Akiyoshi M. et al. : Body fat and blood lipids in

postmenopausal women are related to resting autonomic nervous system activity. Eur J Appl Physiol 2006 ; 97 ; 542-547.
18) 松本真希,後山尚久,木村哲也ほか:第6回池見賞受賞論文:生体のゆらぎ現象から心身相関を探る─心拍変動から評価した自律神経活動動態と月経前症候群・月経前不快気分障害との関連.心身医学 2008 ; 48 ; 1011-1024.
19) Nakai M., Harada M., Nakahara K. et al. : Novel antioxidative metabolites in rat liver with ingested sesamin. J Agric Food Chem 2003 ; 51 ; 1666-1670.
20) Ikeda T., Nishijima Y., Shibata H. et al. : Protective effect of sesamin administration on exercise-induced lipid peroxidation. Int J Sports Med 2003 ; 24 ; 530-534.
21) Moritani T. : The antioxidant and free radical scavenging effect of sesamin. *In:* Perspectives - Novel Compounds From Natural Products in The New Millennium (ed. by Benny K. H. Tan et al.). World Scientific Publishing Company, Singapore, 2004, p.197-204.
22) 森谷敏夫,林 達也,木村哲也:喫煙に伴う心臓自律神経活動動態の変化と活性酸素の生成に対する新しい抗酸化物質セサミンの抑制効果.喫煙科学財団報告書. 2003.
23) Hibino G., Moritani T., Kawada T. et al. : Caffeine enhances modulation of parasympathetic nerve activity in humans: Quantification using power spectral analysis. J Nutr 1997 ; 127 ; 1422-1427.
24) Nishijima Y., Ikeda T., Takamatsu M. et al. : Influence of caffeine ingestion on autonomic nervous activity during endurance exercise in humans. Eur J Appl Physiol 2002 ; 87 ; 475-480.
25) 森谷敏夫:コーヒーの抗肥満効果:自律神経活動とエネルギー代謝亢進の作用機序の解明.全日本コーヒー協会報告書, 2005.
26) Kawada T., Hagihara K.and Iwai K. : Effects of capsaicin on lipid metabolism in rats fed a high fat diet. J Nutr 1986 ; 116 ; 1272-1278.
27) Ohnuki K., Moritani T., Ishihara K. et al. : Capsaicin increases modulation of sympathetic nerve activity in rats: measurement using power spectral analysis of heart rate fluctuations. Biosci Biotech Biomech 2001 ; 65 ; 638-643.
28) Matumoto T., Miyawaki C., Ue H. et al. : Effects of capsaicin- containing yellow curry sauce on sympathetic nervous system activity and diet-induced thermogenesis in lean and obese young women. J Nutr Sci Vitaminol 2000 ; 46 ;

309-315.
29) 永井成美,森谷敏夫,坂根直樹ほか:香辛料辛味成分が小児の食事誘発性熱産生,満腹感,及び交感神経活動へ及ぼす影響.肥満研究 2003;9;52-59.
30) Matsumoto T., Miyatsuji A., Miyawaki T. et al. : A potential association between endogenous leptin and sympatho-vagal activities in young obese Japanese women. Am J Hum Biol 2003 ; 15 ; 8-15.
31) 永井成美,坂根直樹,森谷敏夫:レモン,グレープフルーツが自律神経活動動態に及ぼす効果.肥満研究 2008;14;17-24.
32) Grekin R. J., Vollmer A. P. and Sider R. S. : Pressor effect of portal venous lactate infusion. A proposed mechanism for obesity hypertension. Hypertension 1995 ; 26 ; 195-198.
33) Nagai N., Sakane N., Hamada T. et al. : The effect of a high- carbohydrate meal on postprandial thermogenesis and sympathetic nervous system activity in boys with a recent onset of obesity. Metabolism 2005 ; 54 ; 430-438.
34) Stepniakowski K.T., Goodfriend T.L.and Egan B.M. : Fatty acids enhance vascular α-adrenergic sensitivity. Hypertension 1995 ; 25 ; 774-778.
35) Marfella R., DeAngelis L., Nappo F. et al. : Elevated plasma fatty acid concentrations prolong cardiac repolarization in healthy subjects. Am J Clin Nutr 2001 ; 73 ; 27-30.
36) Nagai N., Sakane N., Ueno M.L. et al. : The-3826 A→G variant of the uncoupling protein-1 gene diminishes postprandial thermogenesis after a high-fat meal in healthy boys. J. Clin. Endocrinol Metab 2003 ; 88 ; 5661-5667.
37) 永井成美,坂根直樹,森谷敏夫:朝食欠食,マクロニュートリエントバランスが若年健常者の食後血糖値,満腹感,エネルギー消費量,及び自律神経活動へ及ぼす影響.糖尿病 2005;48;761-770.
38) Blair S.N., Kohl H.W., Paffenbarger R.S. Jr. et al. : Physical fitness and all-cause mortality. A prospective study of healthy men and women. JAMA 1986 ; 262 ; 2395-401.
39) Stuart C.A., Shangraw R.E., Prince M.J. et al. : Bed-rest-induced insulin resistance occurs primarily in muscle. Metabolism 1988 ; 37 ; 802-806.
40) Berggren J.R., Boyle K.E., Chapman W.H. et al. : Skeletal muscle lipid oxidation and obesity: influence of weight loss and exercise. Am J Physiol Endocrinol Metab 2008 ; 294 ; E726-E732.

41) 森谷敏夫:生活習慣病における運動療法の役割.日本整形外科スポーツ医学会雑誌 2006;25;361-368.
42) 森谷敏夫:運動による自律神経活動の賦活とその生理学的意義.糖尿病の食事・運動療法(津田謹輔,林 達也編).文光堂,東京,2007,p.162-168.
43) Ueno L.M. and Moritani T. : Effects of long-term exercise training on cardiac autonomic nervous activities and baroreflex sensitivity. Eur J Appl Physiol 2003 ; 89 ; 109-114.
44) 森谷敏夫:更年期女性における運動と栄養の役割.更年期と加齢のヘルスケア 2009;8(1);12-20.
45) American College of Sports Medicine : Position stand on the recommended quantity and quality of exercise for developing and maintaining cardiorespiratory muscular fitness in healthy adults. Med Sci Sports Exerc 1990 ; 22 ; 265-274.
46) 森谷敏夫:生活習慣病における運動療法の役割.リハビリテーション医学(別冊) 2003;40;430-435.
47) 森谷敏夫:運動によるエネルギー代謝の変化.日本臨床(増刊)肥満症―生理活性物質と肥満の臨床.2003;61;277-282.
48) 森谷敏夫,林 達也,枡田 出ほか:運動前後における脳波,自律神経,血圧・循環調節ホルモンの変化.運動生化学 1997;9;112-115.
49) Shibata M., Moritani T., Miyawaki T. et al. : Exercise prescription based upon cardiac vagal activity for middle-aged obese women. Int J Obesity 2002 ; 26 ; 1356-1362.
50) Nagai N., Matsumoto T., Kita H. et al. : Interrelationship of the Autonomic Nervous System Activity and the State and Development of Obesity in Japanese School Children. Obesity Res 2003 ; 11 ; 25-32.
51) Nagai N., Hamada T., Kimura T. et al. : Moderate physical exercise increases cardiac autonomic nervous system activity in children with low heart rate variability. Child's Nervous System 2004 ; 20 ; 209-214.
52) Pedersen B.K. and Fischer C.P. : Beneficial health effects of exercise - the role of IL-6 as a myokine. Tredns Pharmacol Sci 2007 ; 28 ; 152-156.
53) Cotman C.W. and Berchtold N.C. : Exercise: a behavioral intervention to enhance brain health and plasticity. Trends Neurosci 2002 ; 25 ; 295-301.
54) Cotman C.W. and Engesser-Cesar C. : Exercise enhances and protects brain function. Exerc Sport Sci Rev 2002 ; 30 ; 75-79.

55) Hamilton M.T., Hamilton D.G.and Zderic T.W. : Role of low energy expenditure and sitting in obesity, metabolic syndrome, type 2 diabetes, and cardiovascular disease. Diabetes 2007 ; 56 ; 2655-2667.
56) Kreitzman S.N., Coxon A.Y.and Szaz K.F. : Glycogen storage: illusions of easy weight loss, excessive weight regain, and distortions in estimates of body composition. Am J Clin Nutr 1992 ; 59 ; 292S-293S.
57) Jéquier E. : Body weight regulation in humans: The importance of nutrient balance. News Physiol Sci 1993 ; 8 ; 273-276.
58) Jéquier E. and Tappy L. : Regulation of body weight in humans. Physiol Rev 1999 ; 79 ; 451-480.
59) 永井成美,坂根直樹,森谷敏夫:朝食欠食,マクロニュートリエントバランスが若年健常者の食後血糖値,満腹感,エネルギー消費量,及び自律神経活動へ及ぼす影響.糖尿病 2005;48;761-770.
60) 永井成美,坂根直樹,森谷敏夫:低脂肪,低エネルギーに調整した和食の予防医学的効果―体脂肪率高値の若年女性における検討.糖尿病 2008;51;889-898.
61) 永井成美,川勝祐美,村上智子ほか:食事の改善と運動が若年女性の体組成と冷え感に及ぼす効果.肥満研究 2008;14;235-243.
62) Wren A.M. and Bloom S.R. : Gut hormones and appetite control. Gastroenterology 2007 ; 132 ; 2116-2130.
63) Martins C., Morgan L.M., Bloom S.R et al. : Effects of exercise on gut peptides, energy intake and appetite. J Endocrinol 2007 ; 193 ; 251-258.

第2章
運動時のエネルギー代謝変化と脳内 TGF-β

伏木 亨, 井上和生

はじめに

　運動時のエネルギー源となるのは, 主に糖質と脂肪である。運動中にはそれらのエネルギー基質が動員され, 酸化されてエネルギーを補給している。脂肪は糖質に比べて, 桁違いに豊富に体内に蓄積されている。また, 糖質は運動中のエネルギーのみならず, 血糖を介して脳の栄養源となる重要な物質でもある。これらの基質の汎用性の違いは, 運動時のエネルギー基質選択に反映されているものと思われる。運動パフォーマンス向上のためには, エネルギー基質の選択を戦略的に調節することが重要である。そのためには, 基質選択のメカニズムを理解することが重要になってくる。これまでの論文では, グリコーゲン, 血漿中遊離脂肪酸, インスリン, グルカゴンなどの末梢の因子が検討の中心となってきた[1)-10)]本稿では, 基質選択とそのメカニズムについての新たな視点として, 特に脳の関与を中心に述べる。

1. 基質選択ならびにそれへの脳の関与について

　長距離走のようないわゆる有酸素運動と表現される運動では, 運動の継続に伴い, エネルギー源が大きく変化する。運動の開始期には血液中の糖やグリコーゲンのような糖質を利用する状態が少しの間続く。さらに, 運動が継

京都大学大学院農学研究科

続される過程で，糖質利用から脂肪を利用する割合が高まる状態へと変化する。この現象は古くから研究がなされてきた。

Randleらは単離した横隔膜と心筋の筋肉組織を用いて，筋肉を浸している液に遊離脂肪酸を添加したときに脂肪酸の取込みが増加して逆に糖質の取込みが減少することを示している[6),7)]。また，筋肉グリコーゲンが増加する生理状態では，運動中のグリコーゲンの分解および糖質の燃焼量が増すことも報告されている[3),9),10)]。絶食などで肝臓のグリコーゲンが減少した状態では，糖質の酸化が抑制され脂肪の酸化が増す[1),2),5),9)]。これらの実験結果は，基質の選択が利用しやすいものを優先させていることを示唆するものである。また，利用する基質の選択が，当該基質の濃度によって末梢で制御されていることを想像させるものでもあった。

一方，コーン油を運動前に胃内に投与することによって，グリコーゲンと血中遊離脂肪酸の両方が潤沢に存在する生理的な状況を設定して運動を負荷すると，グリコーゲンの酸化の抑制と脂肪の優先的な利用が観察されることも報告されている[4),8)]。このような脂肪の優先的な利用のメカニズムは十分説明できない部分が残る。

これまで，持久運動時にエネルギー源としてどの基質を優先的に利用するかの調節機構の研究のほとんどが末梢組織における調節機構を対象としていた。しかし，食物摂取と連動するエネルギー代謝の変化に中枢神経系が関与していることなどの報告が近年増加している。このような知見の蓄積から，生体のエネルギー状態を常にモニターしてエネルギー産生や蓄積を制御するシステムがあるとすれば，それは脳をおいて他にはないと思われる。

筆者らは，運動時のエネルギー基質利用に中枢神経系を介した調節が大きな役割を果たしていると考え，それを明らかにする研究を行ってきた。運動時に実際に働いている骨格筋や，エネルギー基質供給の役割を担う肝臓が各々自律的にエネルギー代謝調節を行う一方，脳は生体の状態を把握し，全身の代謝状態を適切に調節していると考えた。

このメカニズムを明らかにする研究の一環として，筆者らの研究グループは，ヒドラを用いた生理活性物質のプロファイルシステムを用いることによ

って，持久運動によりラット脳脊髄液中で活性型TGF-β (transforming growth factor-beta) が増大することを強く示唆した[12),13)]。ラット脳室内へのTGF-βの投与は，安静時の呼吸交換比（RER）の低下，脂肪燃焼量の増大，さらに，脂肪関連エネルギー基質であるケトン体・遊離脂肪酸の血中濃度の増大を引き起こすことを明らかにした[14),15)]。これらの結果は，持久運動時に観察されるエネルギー代謝状態と部分的に酷似している。

このような背景の下で，筆者らは，脳内のTGF-βが運動時の脂肪代謝の中枢性調節に関与していることを示唆する研究結果を蓄積してきた。以下では，これまでの成果のなかで，運動時のエネルギー基質選択に対して脳脊髄液中のTGF-βの活性化が重要であることに関して最近の知見を中心に解説する。

2. TGF-βとその受容体

サイトカインの一種であるTGF-βは，発見された当初，細胞増殖因子と考えられていたため，この名が付けられた。その後，細胞増殖抑制活性を持つことが明らかとなっている。少なくとも5つのアイソフォームが確認されており，哺乳類にはTGF-β1，β2，β3の3種類が存在する。発現は全身でみられ，血漿中には数ng/mL程度存在する。脳内にはTGF-β2とβ3とが発現している。本研究の範囲で脳に対する生物活性としては両者に違いはみられない。血液中に存在するTGF-βはI型であり，脳関門を通過することはないと考えられる。

TGF-βは390個のアミノ酸より成る前駆体として合成された後でプロセッシングを受け，活性部分とLAPと呼ばれる部分に分かれる。TGF-βは産生後，いったん切断されたLAPと呼ばれるタンパク質が再び非共有結合的に結合することによって不活性化され，その作用を示すには活性化される必要がある（図2-1）。

通常，細胞外において存在するTGF-βのほとんどが潜在型であるため，この活性化というステップで作用発現の調節が行われていると考えられている。しかし，これまで，*in vivo*レベルでTGF-βの活性化に関する研究はほ

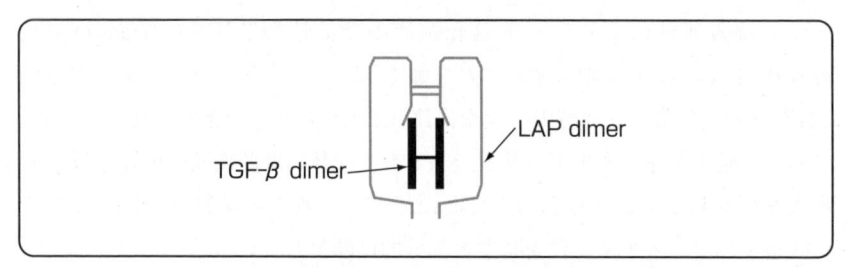

図2-1　TGF-βの構造

生合成された TGF-β タンパク質はプロセッシングを受けて活性部位と LAP に分かれ，最終的には活性部位と LAP が非共有結合した2量体の形で存在する。このままでは TGF-β としての生理活性はなく，大部分が不活性な形で存在する。酸やプロテアーゼなどの特定の刺激によって LAP が離れ，生理活性が生じる。脳内 TGF-β の生理的な活性化機構には不明の部分が多い。

とんどされてこなかった。

TGF-β の受容体には分子量の小さいほうからI型，II型，III型の3種類が存在しており，それぞれダイマーを形成して膜に存在する。一般的にI型とII型とが相互作用することによってリガンドの結合とシグナル伝達が行われる。

3. 脳内 TGF-β による脂肪代謝亢進機構の解明

脳内の TGF-β が運動時のエネルギー代謝に関与することは動物の実験で示唆してきたが，運動強度を正確に規定し，臓器レベルでより詳細な検討を加えるため，ラット下肢筋に電気刺激によって筋収縮を引き起こす運動と TGF-β 脳室内投与時のエネルギー代謝変化を比較した。

筆者らの研究室では，これまでに京都大学大学院人間・環境学研究科の森谷敏夫教授の協力を得て，ラットの後肢筋の電気刺激系を構築した。本実験では，その電気刺激系を応用したシミュレーション運動のモデル系を，脳内 TGF-β の作用を解析する系として用いた（図2-2）。

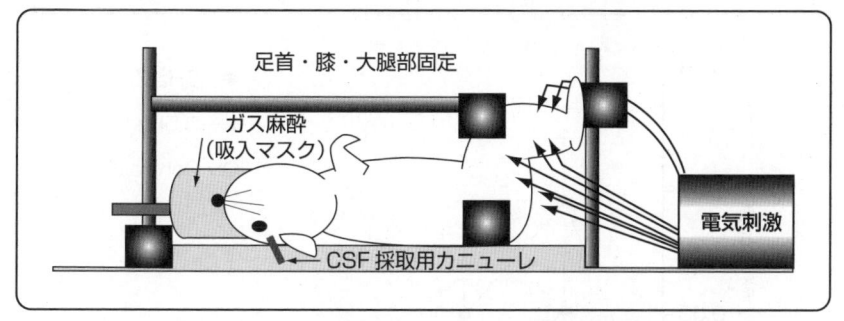

図2-2　ガス麻酔下でのラットの下肢筋電気刺激

足首，膝，大腿部をクランプで固定し，電気刺激によって起こる筋肉の収縮に負荷をかけている。同時に，大槽から脳脊髄液を採取するカニューレを留置。血液を採取するカニューレを右心房，下大静脈，肝臓静脈に留置。電気刺激は25V 5Hzおよび2Hzの2つの条件を用いた。

4. 下肢筋電気刺激によるシミュレーション運動時のエネルギー基質および脳内TGF-β濃度変化

柴草ら[16)]は，麻酔下のラット下肢筋への電気刺激（電圧25V）時に，呼気ガス，心拍数，頸静脈カニューレより採取した血液中のエネルギー基質の分析を行った。刺激に用いる周波数を変えることによって運動強度が調節できる。比較的軽い運動をシミュレートしている5Hzでの筋肉電気刺激で，運動開始直後から呼吸交換比の値が一過性に上昇し，運動の継続とともに低下する現象が観察された（図2-3）。

周波数5Hzでの筋肉電気刺激によって，酸素消費量と心拍数に，大きくはないが有意な増大がみられた。血中乳酸濃度は筋肉電気刺激の開始直後より上昇し，乳酸閾値に近いレベルにまで達した。その後，筋肉電気刺激の継続によって血中乳酸濃度は低下した（図2-4）。

血糖値は筋肉電気刺激の開始直後より上昇した。血中遊離脂肪酸・ケトン体濃度は筋肉電気刺激の開始直後に低下した後，刺激前程度まで回復した。また，筋肉電気刺激開始後30分に血中ノルアドレナリン濃度が対照群に比べ有意に増加した。これらの結果は，筋肉電気刺激が比較的低強度の運動時

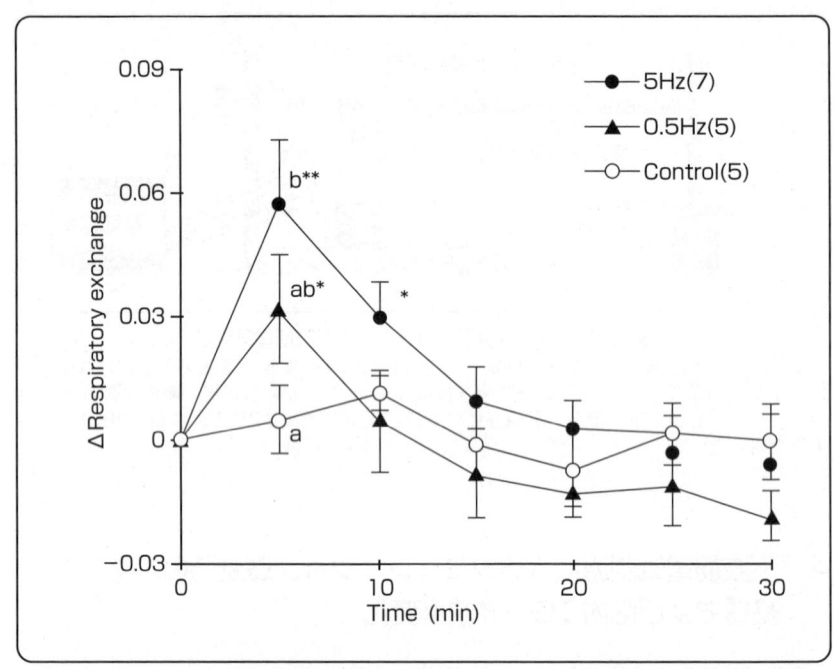

図2-3　ラット後肢筋をさまざまな周波数で電気刺激したときの呼吸交換比の経時変化
ラットは各群5〜7匹。異なる文字どうしの間に統計的な有意差がある。また，*印は0分（刺激開始前）からの有意差を表す（*：$p<0.05$，**：$p<0.01$）。
呼吸交換比は質量分析型測定装置によって呼気ガス中の酸素濃度および二酸化炭素濃度の変化から計算した。値は平均値 ± 標準誤差。

と類似のエネルギー代謝基質変動を再現することを示している。

5．TGF-β脳室内投与によるエネルギー基質fluxの変化

　さらに詳細な検討を行うため，カニューレを頸静脈から右心房に設置し，動脈血とほぼ同じ基質組成と考えられる右心房血を採取できるようにした。同時に肝静脈血，下肢筋の静脈血を反映すると考えられる下大静脈血を採血できるよう手術した。右心房血と下大静脈血との差は骨格筋での基質の動態を反映している。右心房血と肝静脈との差は肝臓での基質の動態を表してい

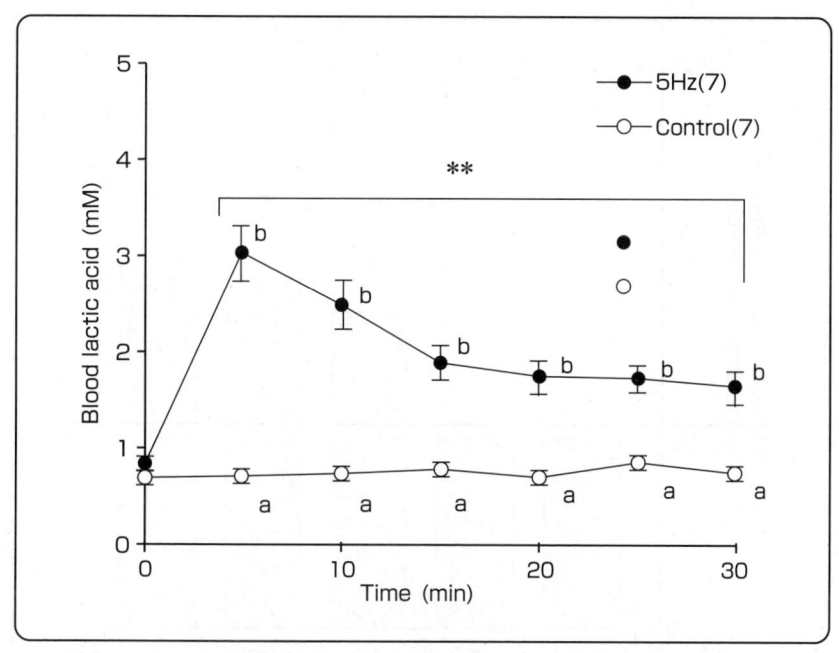

図2-4 ラット後肢筋を5Hzで電気刺激したときの血中乳酸濃度変化
値は平均値 ± 標準誤差($n=5〜7$)。異なる文字間に統計的有意差がある。また、電気刺激した群には刺激前の値に比べて統計的な有意差がある($p<0.01$)。

る。ただし、下大静脈は脂肪組織からの血管も含まれているので、脂肪酸については下半身全体の動態を表す。

　このラットを用いて麻酔下での筋肉電気刺激時の各部位でのエネルギー基質fluxの変化を経時的に調べた。電気刺激する周波数をさらに検討した結果、5Hzに比べ、2Hzがさらに持久運動に近いエネルギー基質の代謝をもたらすことが明らかになったので、以後は刺激周波数として2Hzを用いた。

　2Hzでの筋肉電気刺激開始直後から下半身からの乳酸放出および肝臓からのグルコース放出が増大し、運動の継続とともに肝臓からのケトン体放出および下半身からの遊離脂肪酸放出が増大した。また2Hzでの脳脊髄液中TGF-β濃度のタイムコースを調べた結果、筋肉電気刺激開始10分後に活性型TGF-β濃度の有意な増大がみられた（図2-5）。脳脊髄液中の活性型

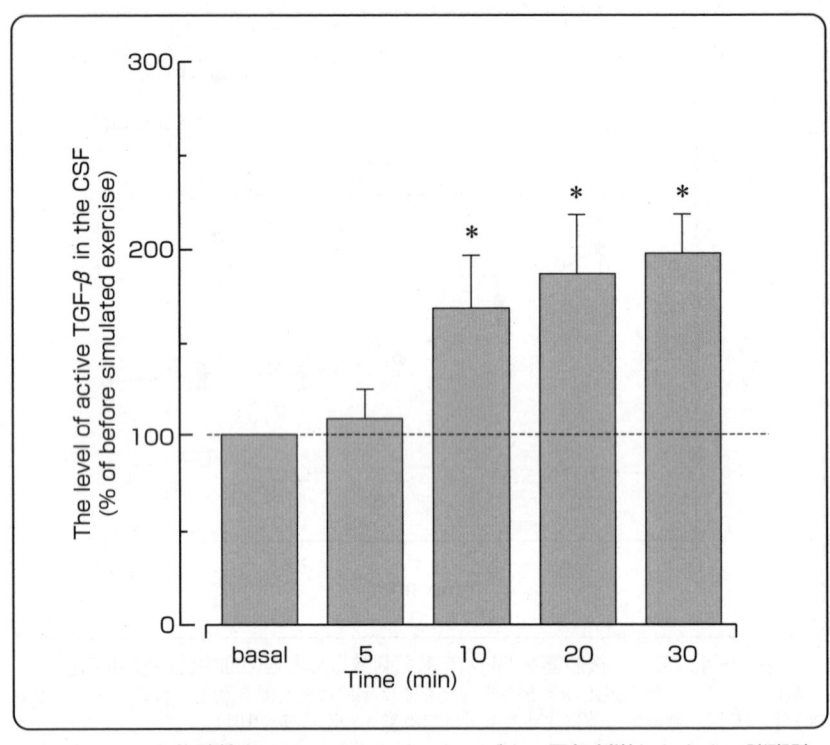

図2-5 ラット後肢筋を2Hz，2msインターバルで電気刺激したときの脳脊髄液中の活性型TGF-β濃度の変化
TGF-βはミンクの肺粘膜細胞（TMLCs）を用いたバイオアッセイによって求めた。測定値は刺激前の濃度を100％として表示している。平均値±標準誤差（$n=6～7$），＊：basal 値に比べて統計的な有意差がある（$p<0.05$）アッセイ法は文献20）参照。

文献16）より改変

TGF-βの濃度は，TGF-βに対して感受性のあるミンク肺上皮細胞を用いたバイオアッセイ系によって定量した。

これらの結果は，運動の継続とともにケトン体・遊離脂肪酸の動員が増加するタイミングで脳脊髄液中TGF-β濃度が増大することを示唆している。次に40ngのTGF-βを40μLの人工脳脊髄液に溶解して脳室内へ投与し，各部位でのエネルギー基質fluxの変化を調べた。右心房血中のエネルギー関連物質濃度に対して，下大静脈ならびに肝静脈の基質濃度の差をfluxとし

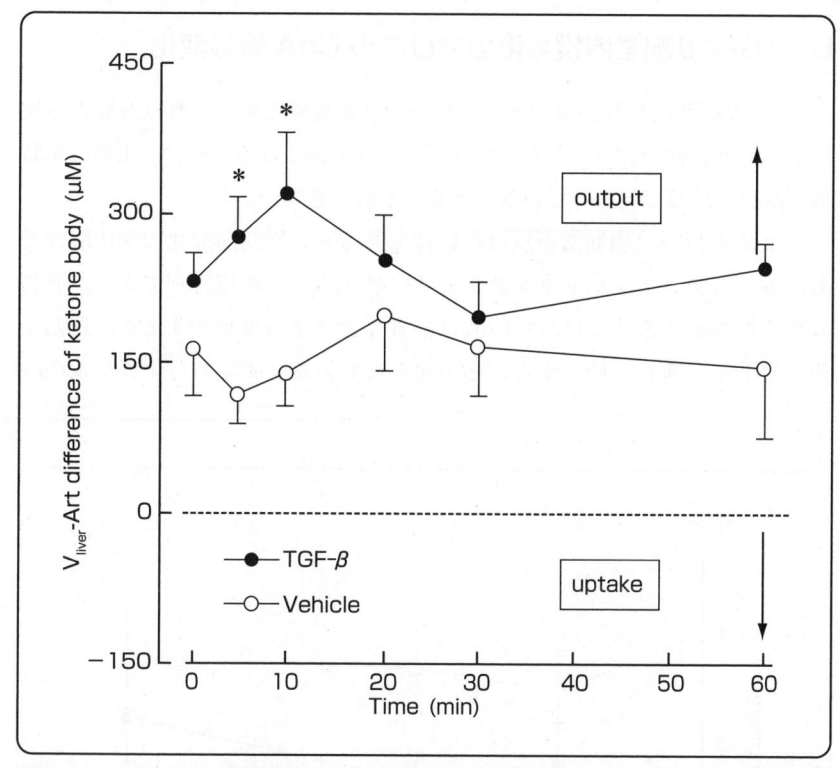

図2-6 イソフルレン麻酔下のラット脳室内に TGF-β3 を投与したときの肝臓からのケトン体の放出

TGF-β 40ng を 40μL の人工脳脊髄液に溶解して投与した。右心房血と肝静脈とのケトン体の濃度差を表示している。値は平均 ± 標準誤差(n=6~8),＊：同じ時間の対照群との統計的な有意差あり(p<0.05)。 文献16)より

た。その結果,糖質関連エネルギー基質に変化はみられなかったが,肝臓からの顕著なケトン体放出の増大がみられ(図2-6),下半身からの脂肪酸放出の増大傾向が観察された。また,全血中遊離脂肪酸濃度の増大がみられた[16](データは省略)。

6. TGF-β脳室内投与後のマロニル CoA 量の変化

　TGF-β の脳内投与が血中ケトン体の増加を促すこと，それは肝臓から放出される可能性が高いことが示された。それを裏づけるために，実際に脂肪酸の酸化が肝臓で起こっていることを確かめる必要がある。

　マロニル CoA は脂肪酸合成の前駆体であるが，脂肪酸酸化の調節酵素であるカルニチンアシルトランスフェラーゼ（CPT1）の阻害剤であり，脂肪酸酸化を抑制する。マロニル CoA は摂食などによって増加するが，運動や絶食によって著しく低下することが知られている。すなわちマロニル CoA

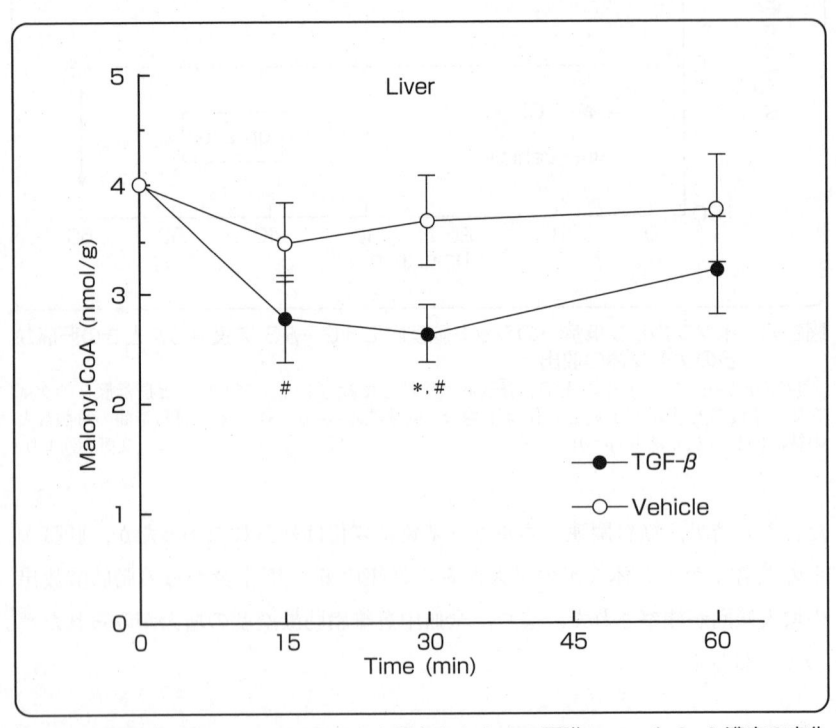

図2-7　脳室内に 40ng の TGF-β3 を投与したときの肝臓マロニル CoA 濃度の変化
値は平均値 ± 標準誤差（$n=7 \sim 11$），＊：同じ時間で群間に有意差あり，＃：投与前の値（0min）と比較して統計的な有意差あり。
文献16）より

は脂肪酸酸化の鍵物質であり，脂質代謝の生化学的指標としてよく用いられる。40ngのTGF-β3の脳室内投与は肝臓からの顕著なケトン体放出の増大を引き起こした。これは肝臓での脂肪酸酸化が亢進しているためだと考えられる。柴草ら[16]は，TGF-β脳内投与時の組織中マロニルCoA量を測定した。マロニルCoAのアッセイには脂肪酸合成酵素（FAS）による反応が利用されるが，FASは市販されていないため，ラット肝臓より生成して用いた。安静状態のラット脳室内に投与することにより，投与後30分で肝臓マロニルCoA量が有意に低下することを確認した（図2-7）。このことは，肝臓におけるマロニルCoA量の低下は肝臓での脂肪酸酸化の亢進を示し，その代謝物であるケトン体の増加を裏づけるものである。

また，腓腹筋赤筋，白筋，ヒラメ筋におけるマロニルCoA量の有意な低下は認められなかった。また，肝臓のトリアシルグリセリド量の変化も観察されなかった。

7. 抗TGF-β抗体およびTGF-β受容体特異的アンタゴニストを用いた検討

石川ら[17]は，市販されている抗TGF-β抗体を用いて，脳脊髄液に生成するTGF-βをトラップすることで，ラットの持久運動中のエネルギー基質動員が変化するかどうかを確かめる実験を行った。

あらかじめ抗TGF-β抗体（R&D systems製，5mg/10mL）をSD系雄ラットの大槽内に投与した。脳内投与のためのカニューレは，ラムダ後方3mmの位置に，水平から60度の角度で8.7mm挿入した。カニューレは頭蓋骨に接着した。

脳内TGF-βの作用を阻害した状態で低～中強度の負荷のトレッドミル走行（21m/min）を課した。トレッドミルは，コロンバス社製ラット用のもので，走行レーンの傾斜角度は常に10度とした。

21m/minの走行はラットの最大酸素摂取量の約60%程度の持久運動に相当するものであり，弱い運動ではないが，血液中の乳酸濃度の測定によると

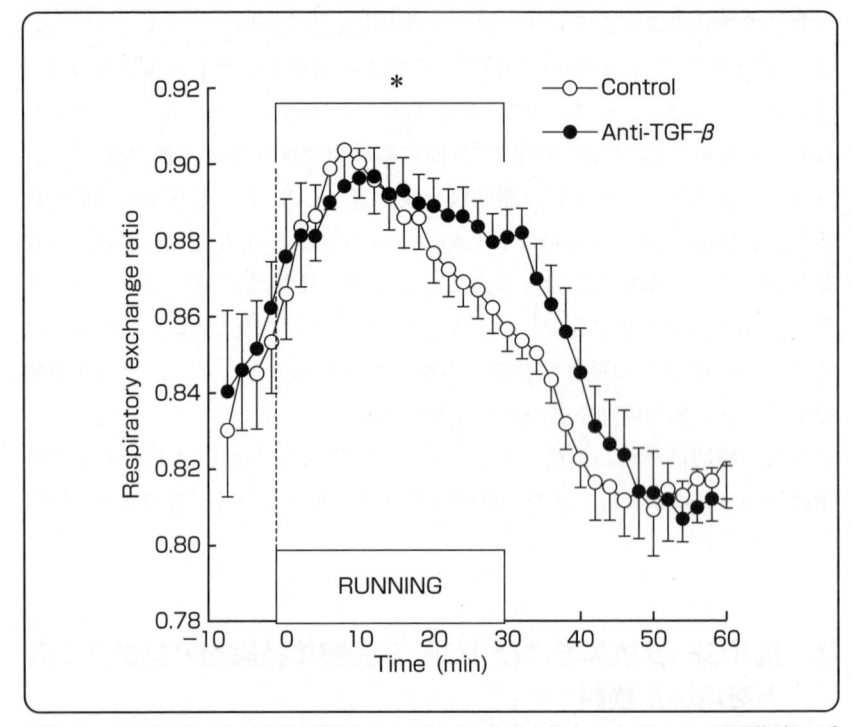

図2-8 TGF-β に対する特異抗体をあらかじめ脳内投与したラットの運動時の呼吸交換比の変化

呼吸交換比は呼気ガスの酸素ならびに二酸化炭素の濃度を質量分析型測定装置で測定した値から計算したもの。＊：2群間で統計的な有意差がある。　　　　　　　　　文献17)より

乳酸閾値には届かない程度の強さであると考えられる。この程度の強度の運動では，一般的に，運動開始直後にグリコーゲンなどの糖質をエネルギー基質として主に酸化するが，運動の継続とともに，脂肪酸を酸化する割合が増してくることが知られている[18),19)]。

抗TGF-β抗体投与群のラットでは，運動の継続に伴う呼吸交換比の数値の低下が有意に抑制され（図2-8），脂肪酸化量も有意に低い値を示した（図2-9）。このとき，酸素消費量には両群間に有意な差はなかった。消費する総エネルギーを変化させることなく，糖質と脂肪の酸化の割合を制御している仕組みがあることが想像できる。なお，安静状態の対照実験として，抗

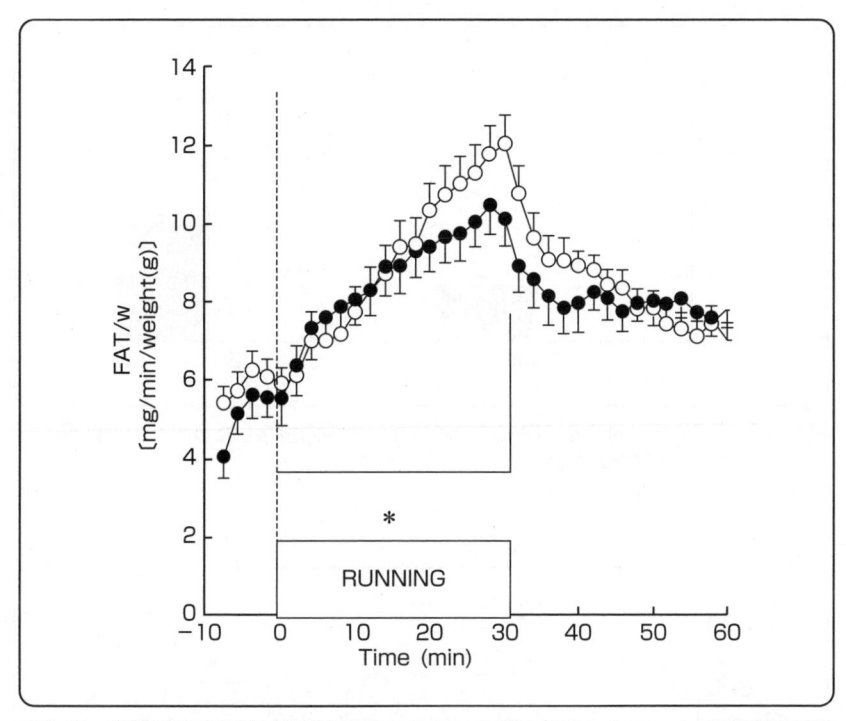

図2-9　TGF-βに対する特異抗体をあらかじめ脳内投与したラットの運動時の脂肪酸化量の変化
　脂肪酸化量は呼吸交換比および酸素消費量の値から計算したもの。＊：2群間で統計的な有意差がある。
文献17)より

TGF-β抗体を大槽内に投与したときの安静状態での呼気ガス分析を行ったが，両群で差はみられないことを確認している。
　この結果から，抗体の投与によって，脂肪の酸化量が減少し，それに相当するエネルギー源として糖質の酸化が増加したと言える。脳内でTGF-βをトラップすることでエネルギー基質の選択が，脂肪から糖質にスライドしたことを示すものである。このことは，運動時に活性型TGF-βが脳内に増加することが，脂肪の酸化を促進する信号になっていることを示唆している。
　30分の運動終了後に血中成分解析を行った結果，抗TGF-β抗体投与群の血中遊離脂肪酸の濃度が対照群と比較して有意に低下した（図2-10)。同様

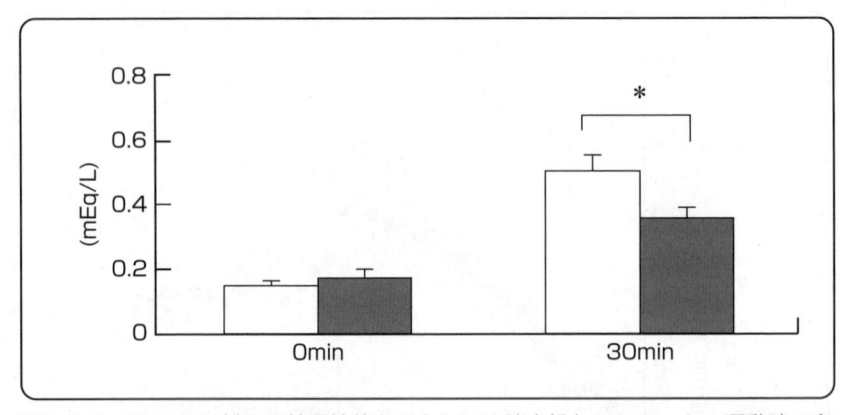

図2-10 TGF-βに対する特異抗体をあらかじめ脳内投与したラットの運動時の血中遊離脂肪酸濃度の変化
　＊：2群間で統計的な有意差がある。　　　　　　　　　　　　　　　　　文献17)より

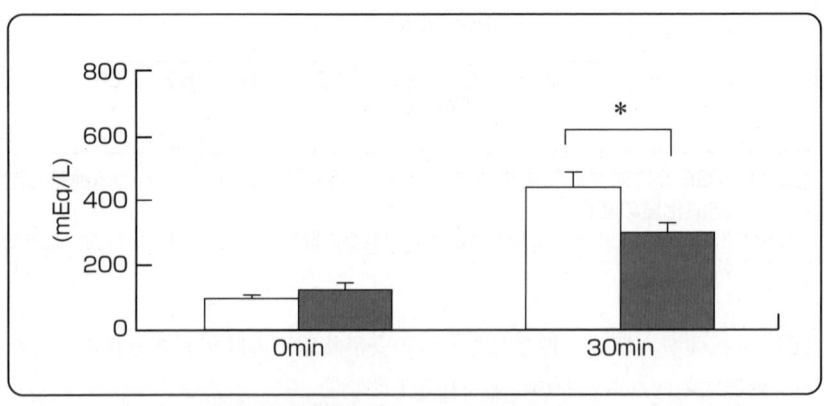

図2-11 TGF-βに対する特異抗体をあらかじめ脳内投与したラットの運動時の血中ケトン濃度の変化
　＊：2群間で統計的な有意差がある。　　　　　　　　　　　　　　　　　文献17)より

に，ケトン体濃度が対照群と比較して有意に低値を示した（図2-11）。

8. TGF-β受容体アンタゴニストを脳内に投与した実験

　石川ら[17]はさらに，TGF-βレセプター1（TbR1）の特異的アンタゴニストであるSB-431542（0.1mM）をラットの大槽に投与して，抗体投与と同様の実験を行っている。

　TGF-βレセプターの阻害剤を投与した群では，対照群と比較して，呼吸交換比が有意に高く酸素消費量には差がみられなかった。糖質の酸化量は有意に増加したが脂肪酸化量には大きな差はみられなかった。さらに，30分間の走行を追加すると，レセプター阻害剤投与群で脂肪の酸化量が低くなる傾向がみられた。以前の実験で，TGF-βの脳内投与で安静時の糖質の酸化量は変化しないことが確かめられている。この実験で得られた，糖質酸化量の増加は，TGF-βの直接的な作用ではなく，TGF-βの阻害によって脂肪酸化量の亢進が抑制されているため，運動に必要なエネルギーを補償するために糖質の動員が増加しているものと推定される。

　これらの結果を総合すると，脳内のTGF-βは運動時の脂肪代謝調節に関与していることを示唆するとともに，この調節の少なくとも一部はTGF-βレセプターであるTbR1のシグナル伝達系を介している可能性を示している。

　副腎皮質刺激ホルモン放出ホルモン（CRF）は運動によって脳内で発現が増加することが知られている。しかし，CRFが運動時の代謝に与える影響は報告されていない。そこで，石川ら[17]は，CRFの阻害剤（astressin）を脳内に作用させた状態で運動させたときの代謝変動を呼気ガス分析によって評価した。Astressin投与群と対照群との間には，呼吸交換比，酸素消費量ともに有意な差はみられなかった。この研究に用いた強度の運動では，CRFの影響はTGF-βよりもはるかに小さいことが示された。

おわりに

　これらの一連の研究によって，ラット下肢筋電気刺激によるシミュレーション運動は低強度の運動時のエネルギー代謝を再現しうることが示された。

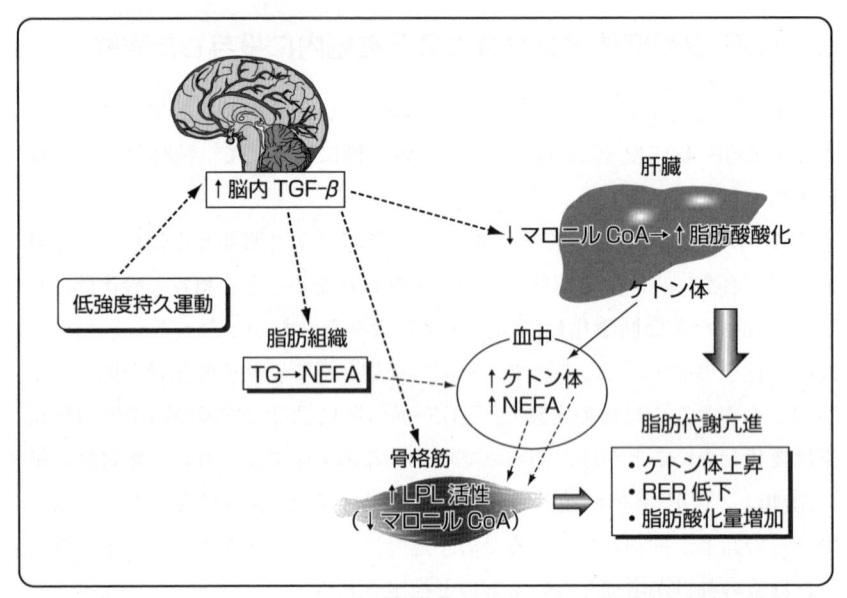

図2-12　脳内TGF-βを介した運動時のエネルギー基質選択機構の概略
柴草哲朗：京都大学博士学位論文要旨より引用

　また低強度運動において脂肪関連エネルギー基質の動員が増大するタイミングで脳脊髄液中TGF-β濃度が増加することが示された（図2-12）。
　TGF-β脳室内投与によりケトン体や遊離脂肪酸の動員が増大し，肝臓のマロニルCoA量が低下する。低〜中強度運動時のエネルギー代謝調節に脳内のTGF-βが関与すること，少なくとも一部はTbR1シグナル伝達系を介していることが示された。これらのことは，脳内のTGF-βは脂肪代謝を調節することにより低〜中強度運動時のエネルギー代謝に関与していることを示唆している。
　運動の何が脳内TGF-β活性化の最初のシグナルになるのかについては，検討を重ねているが，まだ完全には明らかになっていない。また，運動のシグナルが伝達された後の，脳内でのTGF-βの活性化機構の詳細も明らかではない。最近の検討では，脳内TGF-βの活性化は非常に弱い運動では起こらず，エネルギー代謝の大きな変化が生じるようなある程度の強さの運動に

よって起こることを示唆する結果を得ている。今後,運動とエネルギー基質選択の中枢神経系を交えた全体像が解明されることで,エネルギー代謝のより詳細なメカニズムが明らかになるものと考えている。

謝辞:本研究で取り上げた実験結果のほとんどは,京都大学農学研究科栄養化学研究室で行われたものである。本稿は特に柴草哲朗博士(現 味の素株式会社研究所),石川冬馬修士(現 明治乳業株式会社)の研究成果を参考にするところが大きい。両名ならびに教室員の方々に感謝するものです。

文 献

1) Couturier K., Belanger P., Latour M. G. et al. : Evidence that a decrease in liver glycogen content stimulates FFA mobilization during exercise. Can J Appl Physiol 2000 ; 25 ; 141-152.
2) Coyle E. F., Jeukendrup A. E., Wagenmakers A. J. et al. : Fatty acid oxidation is directly regulated by carbohydrate metabolism during exercise. Am J Physiol 1997 ; 273 ; E268-E275.
3) Hargreaves M., McConell G. and Proietto J. : Influence of muscle glycogen on glycogenolysis and glucose uptake during exercise in humans. J Appl Physiol 1995 ; 78 ; 282-292.
4) Hickson R. C., Rennie M. J., Conlee R. K. et al. : Effects of increased plasma fatty acids on glycogen utilization and endurance. J Appl Physiol 1977 ; 43 ; 829-833.
5) Pequignot J. M., Peyrin L. and Perws G. : Catecholamine-fuel interrelationships during exercise in fasting men. J Appl Physiol 1980 ; 48 ; 109-113.
6) Randle P. J., Garland P. B. and Hales C. N. : The glucose fatty-acid cycle. Its role in insulin sensitivity and the metabolic disturbances of diabetes mellitus. Lancet 1963 ; 1 ; 785-789.
7) Randle P. J., Newsholme W. A. and Garland P. B. : Regulation of glucose uptake by muscle. 8. Effects of fatty acids, ketone bodies and pyruvate, and of alloxan-diabetes and starvation, on the uptake and metabolic fate of glucose in rat heart and diaphragm muscles. Biochem J 1964 ; 93 ; 652-665.
8) Rennie M. J., Winder W. W. and Holloszy J. O. : A sparing effect of increased

plasma fatty acids on muscle and liver glycogen content in the exercising rat. Biochem J 1976 ; 156 ; 647-655.
9) Waltan S. M., Bosch A. N., Dennis S. C. et al. : Influence of muscle glycogen content on metabolic regulation. Am J Physiol 1998 ; 274 ; E72-E82.
10) Wojtaszewski J. F., NacDonald C. and Nielsen J. N. : Regulation of 5'AMP-activated protein kinase activity and substrate utilization in exercising human skeletal nuscle. Am J Physiol 2003 ; 284 ; E813.
11) Manabe Y., Yamazaki H., Fukuda C. et al. : Hydra biological detection of biologically active peptides in rat cerebrospinal fluid. Brain Res Brain Res Protoc 2000 ; 5 ; 312-317.
12) Manabe Y., Yamazaki H., Fukuda C. et al. : Determination of TGF-b-like activity in the rat celebrospinal fluid after exhausive exercise using the anti-TGF-β IgG and the hydra bioassay. Biomed Res 2000 ; 21 ; 191-196.
13) Inoue K., Yamazaki H., Manabe Y. et al. : Transforming growth factor-beta activated during exercise in brain depresses spontaneous motor activity of animals. Relevance to central fatigue. Brain Res 1999 ; 846 ; 145-153.
14) Arai M., Yamazaki H., Inoue K. et al. : Effects of intracranial injection of transforming growth factor-beta relevasnt to central fatigue on the waking electroencephalogram of rats: comparison with effects of exercise. Prog Neurophychopharmacol Biol Phychiatry 2002 ; 26 ; 307-312.
15) Yamazaki H., Arai M., Matsumura S. et al. : Intracranial administration of transforming growth factor-beta3 increases fat oxidation in rats. Am J Physiol 2002 ; 283 ; E536-E544.
16) Shibakusa T., Mizunoya W., Okabe Y. et al. : Transforming growth factor-beta in the brain is activated by exercise and increases mobilization of fat-related energy substrates in rats. Am J Physiol 2007 ; 292 ; R1851-R1861.
17) Ishikawa T., Mizunoya W., Shibakusa T. et al. : Transforming growth factor-β in the brain regulates fat Metabolism during endurance exercise. Am J Physiol 2006 ; 291 ; E1151-E1159.
18) Wider W. W., Arogyasami J., Elayan I. M. et al. : Time course of exercise-induced decline in malonyl-CoA in different muscle types. Am J Physiol 1990 ; 259 ; E266-E271.
19) Wisloff U., Helgerud J., Kemi O.J. et al. : Intensity-controlled treadmill running

in rats: VO_2max and cardiac hypertrophy. Am J Physiol 2001 ; 280 ; H1301-H1310.
20) Abe M., Harpel J. G., Metz C. N. et al. : An assay for transforming growth factor-beta using cells transfected with a plasminogen activator-1 promoter-luciferase constract. Anal Biochem 1994 ; 216 ; 276-284.

第3章

スポーツ栄養

樋口　満[1]　岡村浩嗣[2]
田口素子[3]

はじめに

　これまでに出版されたスポーツ栄養に関するガイドブックとして最も広く読まれているものが,『Nancy Clark's SPORTS NUTRITION GUIDEBOOK (Second Edition, 1997, Human Kinetics)』[1]である。理論的かつ実践的なテキストとしては,『CLINICAL SPORTS NUTRITION (Second edition, 2000, ed. by Burke L. and Deakin V., Mc Graw Hill)』[2],『Sports & Exercise NUTRITION (Second edition, 2005, ed. by McArdle W. D., Katch F. I., Katch V. L., Lippincott Williams & Wilkins)』[3]が知られている。また,国際オリンピック委員会（IOC）の医事委員会により出版されたスポーツ栄養に関するハンドブックとしては,『Sports Nutrition (ed. by Maughan, R. J. and Burke, L. M., 2002, Blackwell Publishing)』[4]がある。

　わが国において最近,出版されたスポーツ栄養のテキストとしては『新版コンディショニングのスポーツ栄養学（樋口　満編著,2007,市村出版）』[5]がある。また,スポーツ指導者向けの書籍には,『アスリートのための栄養・食事ガイド第2版〔監(財)日本体育協会スポーツ医・科学専門委員会〕2006,第一出版』[6]があり,広くスポーツ指導者,スポーツにかかわる管理

---

1) 早稲田大学スポーツ科学学術院
2) 大阪体育大学
3) 日本女子体育大学

栄養士によって読まれ，活用されている。また，日本体育協会では公認スポーツ指導者制度に基づいてスポーツ指導者の養成を行っているが，そこで用いられているテキストの共通カリキュラムには，共通Ⅰとして"スポーツと栄養"が，そして共通Ⅲには"アスリートの栄養・食事"が科目として入っている。そして，公認アスレティックトレーナー専門テキストにも，"スポーツと栄養"が科目として入っている。

これらの書籍に記述されていることであるが，スポーツ選手の体調管理（コンディショニング），疲労回復（リカバリー），そして競技力（パフォーマンス）向上には，選手の食生活状況，各種栄養素の摂取状態がおおいに関連しており，それらが良好であるように調整することの重要性が広く認識されるようになってきており，最近のスポーツの実践現場では，"スポーツ栄養"として，しっかりと位置づけられてきていると言えるだろう。

1. 国際スポーツ組織のスポーツ栄養に関するコンセンサス

IOC医事委員会が2003年6月に開催した会議において採択した声明が『IOC Consensus Statement on Sports Nutrition 2003（J. Sports Sciences, 2004）』[7]として公表されている。さらに，最近ではいくつかの国際競技団体が，スポーツ栄養に関するコンセンサス・カンファランスを開催しており，その内容が出版されている。『Nutrition and Football The FIFA/FMARC Consensus on Sports Nutrition（ed. by Maughan R. J., Routledge, 2007）』[8]はサッカーに関するものであり，『The 2007 IAAF Consensus Conference on Nutrition for Athletics（J. Sports Sciences, 25（Suppl.）; 2007）』[9]は陸上競技に関するものである。

（1）『スポーツ栄養に関するIOCの合意声明2003』（抜粋）と会議要旨

以下に，岡村の翻訳による『スポーツ栄養に関するIOCの合意声明2003』と，この会議記録の要旨の中から特に重要と思われる部分を抜粋して記載する。

1）『スポーツ栄養に関するIOCの合意声明2003』(抜粋)

　食べ物の量，組成，そしてタイミングは運動能力に大きな影響を及ぼす。良好な栄養は，けがや疾病の危険性を少なくしながら，激しいトレーニングや速やかな回復，そしてトレーニングへのより効果的な適応に役立つ。アスリートは，競技前および競技中に，運動能力を最大限に発揮するのに適した栄養の摂り方を身につけるべきである。スポーツ栄養に精通し，一人ひとりの選手に必要なエネルギーや栄養素に関するアドバイスができ，それぞれのスポーツのトレーニング，競技そして回復にふさわしい栄養について情報を与えてくれる人に指導してもらうことは，アスリートにとってよいことである。

　過剰なトレーニングや競技は悪影響をもたらすことがある。健全な免疫能を維持し，感染の危険性を減少させるには，数多くの種類の食べ物から十分なエネルギーと微量栄養素を摂取し，睡眠を十分にとり，生活におけるストレスを減らすことが必要である。

　食べ物は豊かな生活だけでなくスポーツで成功することにも貢献する。

2）IOC医事委員会・会議要旨

　（a）スポーツや運動におけるエネルギーバランスと体組成　　アスリートの多く（特に女子，持久系，審美系，体重階級制種目）は慢性的なエネルギー不足状態で，競技力や健康に対する悪影響が懸念される。月経異常の原因はエネルギー（特に糖質）不足で，運動によるストレスではなさそうである。

　（b）トレーニングおよび回復のための糖質と脂肪　　アスリートは糖質を補給し，トレーニングに必要な筋肉グリコーゲンを次のトレーニングまでに再補充する必要がある。糖質の多い食物を選ぶ。糖質摂取量は体重当たりのグラムで示したほうがよく，トレーニングでのエネルギー消費量を考慮して微調整する。

　糖質の摂取量および摂り方は，①運動後0〜4時間まで：1〜1.2g/kg体重を頻繁に分けて摂取，②トレーニング時間が中程度で低強度の場合：5〜7g/kg体重，中〜高強度の持久的トレーニング：7〜12g/kg体重，③非常に激しいトレーニング（4〜6時間）：10〜12g/kg体重以上とする。

（c）運動前の糖質と脂肪の摂取が代謝およびパフォーマンスに及ぼす影響

運動前の栄養で目指すのは，糖質貯蔵量を増やし，糖質の枯渇で運動能力が低下しないようにすることである。運動前の数日間，糖質摂取量を増やして筋肉グリコーゲン量を増大すると，持久的な運動，特に90分以上継続する運動でパフォーマンスを向上させる。運動の3～4時間前の糖質補給は肝臓と筋肉のグリコーゲンを増やし，持久運動パフォーマンスを向上させる。

（d）運動中の水分とエネルギー補給　運動中の水分，糖質，塩分の摂取量は体温上昇，脱水あるいは水分の過剰摂取を防止できる量に基づいている。発汗した水分量をできるだけ摂るべきである。気温があまり高くなければ（21～22℃程度まで），体重の2％までの脱水に耐えられるアスリートもいる。しかし，気温が高い場合（30℃以上）は，2％の脱水は運動能力に悪影響を及ぼし，熱中症の危険性が高まる。飲料に糖質を添加すると疲労を軽減しうるので，運動中には速やかに吸収される糖質を，1時間当たり30～60g摂取する。2時間以上の運動や発汗でナトリウムの損失が大きな場合（3～4g以上）は飲料にナトリウムを加えるべきである。

（e）競技者のためのタンパク質とアミノ酸　ほとんどのアスリートは，日常の食事から十分な量のタンパク質を摂取している。タンパク質を余分に摂取することのメリットはごくわずかであろう。エネルギー摂取量が十分なら，幅広いタンパク質の摂取レベルで除脂肪組織量を維持できる。タンパク質の大量摂取の悪影響についてはほとんど証拠がないので，アスリートの食事では他の栄養素の必要量を満たした範囲内で，タンパク質を多めに摂取することは有用かもしれない。しかし，多量のタンパク質（2～3g/kg体重/日）を摂取する必要のあることを示す根拠はほとんどない。

（f）運動と抗酸化物質　運動で生成する活性酸素種が筋疲労に関係している可能性があるため，運動能力に対する抗酸化物質の影響が検討されているが，これまでのところ，抗酸化物質がヒトで運動能力を高めるかどうかは明らかでない。また，アスリートで抗酸化栄養素の必要量が増大するかどうかも明らかではなく，アスリートにおける抗酸化物質の必要量を調べる研究が必要である。

（g）運動，栄養と免疫能　　激しい運動は免疫細胞の機能を低下させる。また，栄養が不適切だったり不十分だったりすると，運動による免疫能の低下を増悪する。タンパク質やある種の微量栄養素の不足が，免疫能の不全に関係することはよく知られている。免疫能を維持するためにアスリートは，バランスのとれた，エネルギー必要量を満たした食事を摂るべきである。

（2）『陸上競技選手のためのスポーツ栄養コンセンサス2007』

以下に，日本陸上競技連盟医事委員会監訳による『国際陸上競技連盟　陸上競技選手のためのスポーツ栄養コンセンサス2007』から，短距離と長距離の選手の栄養に関する合意事項と行うべきでない事項を列挙する。

1）短距離選手の栄養
（a）合意事項
- トレーニング期間中はグリコーゲン量維持のために，5 g/kg体重の糖質を摂取する。
- エネルギー摂取量は注意深く考える必要がある。筋量増加が必要であれば，エネルギー摂取量を増やし，筋量が適切であればエネルギー摂取量を維持，監視することが重要である。
- ほとんどの短距離選手において，タンパク質摂取量は十分であると思われるが，エネルギー摂取量を増やす際には，タンパク質摂取量も増やすことが必要である。
- 筋量の増加を目標とする際には，タンパク質の種類と摂取タイミングを検討する。
- レース当日の栄養摂取は，胃腸障害や脱水状態に陥らないように，個別に調整する。
- クレアチンサプリメントは筋量と筋力を増加させると考えられるが，短距離選手はクレアチン摂取による過剰な体重増加に注意しなければならない。

（b）行うべきでない事項
- すべての短距離選手にとって，タンパク質摂取に関する推奨がひとつで

あることはない。
- 筋力/筋量は短距離において好成績を得るための，特に基本的な要素であるが，筋量増加にこだわりすぎ，増加した筋量により筋力/筋量比が減少するならば，それは誤りである。
- サプリメントは食事よりも優れていると信じ，タンパク質およびアミノ酸の摂取源として利用することは間違いである。
- 現時点で短距離選手にリボース，HMB（ヒドロキシメチル酪酸），バナジル硫酸塩などのサプリメントを推奨するエビデンスは不十分である。

2）長距離選手の栄養
(a) 合意事項
- 長距離選手は，これまでのガイドラインに従い，トレーニング負荷に対して必要な糖質を摂り，それぞれのトレーニングからの回復を促すべきである。この方法は，トレーニングにおけるパフォーマンスの向上と回復がスムーズに行われるために特に重要である。
- 長距離選手は，種目特性からエネルギー貯蔵が必要であり，十分な糖質（注：7～10g/kg体重の摂取が推奨されている）を摂取すべきである。糖質ローディングまたはグリコーゲン超回復は，マラソンまたは50km競歩のような長距離種目にとっては有用である。糖質の長期間枯渇は不要で，パフォーマンスを阻害することにもなる。
- 競技中の糖質と水分摂取は可能であり，60分より長いレースでは効果がある。各自でパフォーマンスに有効である摂取法を検討しておくべきである。
- 鉄不足は長距離選手の問題点のひとつであるが，その他の要因も除外しておくべきである。鉄の摂取を増やすための栄養指導は，予防と治療のために重要である。
- スポーツドリンクや液体食のようないくつかのサプリメントは，栄養目標値を満たすための実践的な方法として利用できる。適度のカフェイン摂取は長距離走の競技力向上に有利である。

(b) 行うべきでない事項
- 長距離選手は糖質，タンパク質，鉄や他の栄養素を満たして得られる利益を無視して，体重や体脂肪を落とすために極度なエネルギー制限を行うべきでない。ホルモンバランス，骨の健康，免疫系もまた不十分なエネルギー摂取により障害される。
- パフォーマンス改善に利益があると信じられている鉄サプリメントの補給や鉄剤注射を定期的に行うことは，鉄不足または貧血の診断書がなければ絶対に行わない。鉄の摂取過剰によりヘモジデローシス（鉄血症）になることもある。
- 長距離選手に宣伝されているサプリメントのほとんどは，実質的な利益が認められておらず，食事とトレーニングにとって代わるものではない。

2. スポーツにおける栄養補給と日本人の食生活

　スポーツ選手が日々のトレーニングを効果的に行うには，疾病や障害の防止などコンディションを良好に保つための健康管理（コンディショニング），競技力（パフォーマンス）向上を目指したからだづくり，疲労回復（リカバリー）には食事による適切なエネルギーと各種栄養素の補給が大切であることは国際スポーツ団体によるコンセンサスからも明らかである。

　一方，"日本人の食生活はヘルシーである"とよく言われるが，"日本人の食生活はアスリート向きである"とも言えるのではないだろうか。以下に，スポーツにおけるエネルギーと各種栄養素の補給のポイントを日本人の食生活と関連させて簡潔に記述する。

(1) エネルギー源栄養素の補給——糖質と脂質の補給

　成人の場合，体重を維持するためには，日常生活活動で消費したエネルギーと同じだけのエネルギーを食事などによって補給する必要がある。日々激しいトレーニングを長時間にわたって行っているスポーツ選手は，通常の日

常生活を送っている一般人よりもエネルギーの消費量が高くなり，食事などからのエネルギー摂取量が消費量に満たないこともしばしばあるので注意が必要である．さらに，減量が必要な競技を行っているスポーツ選手では，コンディション維持のために，エネルギー摂取を抑えながら必要な栄養素を補給する必要がある．

　肉類や揚げ物，さらに洋菓子やスナック菓子などに脂質は多く含まれている．脂質は糖質やタンパク質に比べて，少量で効果的にエネルギー補給ができるエネルギー源栄養素である．また，砂糖などの甘味度の高い糖質も菓子や飲料として容易に摂取することができるのでエネルギー補給に有効であるが，それらの過剰摂取には注意が必要である．

　わが国においては，ご飯に代表される主食に多く含まれるデンプンを中心とした糖質の適切な摂取は，激しいトレーニングによって消耗しがちな骨格筋グリコーゲンの補充にとって非常に効果的であると考えられる．

（2）筋肉・骨の保持に必要な栄養素の補給——タンパク質とカルシウムの補給

　現在の日本においては，極端な食事制限をしている人々や，ウエイトコントロール（減量）のために食事制限をしているスポーツ選手以外では，必要なタンパク質の摂取はそれほど困難でない．もちろん，肉類に代表される動物性食品は良質なタンパク質を供給するが，脂質を多く含む食材も多いのでその過剰摂取には注意を払う必要があり，摂取する部位や調理法にも工夫が必要である．日本人は肉以外にも，魚介類を食し，卵類も安価に入手できる食環境にある．

　また，ご飯（米）にもタンパク質は含まれているが，主食であるご飯に不足している必須アミノ酸を，主菜である大豆や大豆製品である豆腐・納豆を摂ることによって補うことができる．このような主食と主菜の組合わせは，低脂肪で必要なタンパク質の適切な摂取を可能にしている．

　骨格の強化にはカルシウム（Ca）を豊富に含む食品をしっかり摂る必要がある．日本人にとってCaは十分に摂取しにくいミネラルであるが，牛乳やチーズ・ヨーグルトなどの乳製品はタンパク質とともにCaのよい供給源で

あるので，特にスポーツ選手には積極的な摂取が勧められる。最近では，日本人，特に若年者ではあまり摂取されなくなってきたかもしれないが，伝統的な日本食ではよく出るメザシや桜エビなどはCaが豊富な食材であり，積極的な摂取が望まれる。

（3）コンディションの維持に必要な栄養素の補給――鉄，ビタミンおよび水分の補給

　野菜や果物，海草類などの摂取不足が，コンディションの維持にとって重要なビタミン・ミネラルなど微量栄養素の摂取不足の原因となることが知られているが，最近のファーストフードの普及はビタミン，ミネラルの摂取不足を招く大きな要因となっている。

1）鉄の補給

　鉄はカルシウムと同様にその摂取が不足しがちなミネラルであり，月経のある女性，特に，女子スポーツ選手では鉄欠乏性貧血が競技力を低下させる大きな原因となっている。スポーツ選手にとっては，ヘモグロビンを含む赤血球による活動筋への酸素運搬機能が持久性能力と関連しており，鉄欠乏はその能力に重大な影響を及ぼす。ヘム鉄を含む赤身の肉やレバーの摂取は貧血予防にとって大切であり，野菜に含まれる非ヘム鉄の吸収をよくするためには，肉や魚，あるいはビタミンCを同時に摂取するとよい。また，味噌汁の具としてのシジミのような貝類やヒジキ，ワカメなどの海藻類も鉄を豊富に含んでいる食材としてぜひ利用したい。

2）ビタミンの補給

　ビタミンB群に属する各種ビタミンやビタミンCなどの水溶性ビタミンは体内に貯蔵することができないので日々摂取しなければならない。各種水溶性ビタミンはスポーツによるエネルギー生産にとって極めて重要なビタミンである。ビタミンCは腱や靱帯の組織の強化，鉄吸収，免疫，さらに抗酸化などさまざまな機能に関係がある重要なビタミンであり，野菜，果物などに多く含まれているので十分な摂取が望まれる。脂溶性ビタミンは体内の脂肪組織などに貯蔵されるので過剰症には注意が必要であるが，成長促進，骨形成，抗酸化機能，血液凝固など生体にとって重要な機能を担っているので適

正な摂取が必要である。

わが国では四季折々にさまざまな果物が採れ，野菜も生では多くを摂取することができないが，茹でたり汁物に入れたりすれば，容易に多く摂取することができる。伝統的な調理法を生かした適切なビタミン摂取が望まれる。

3）水分の補給

スポーツ選手では十分な水分補給が必要であり，消費エネルギー1,000kcal当たりで1Lの水分摂取が一般的に勧められている。運動をすると大量の熱が発生し，発汗により体温調節が行われる。特に，暑熱環境下でのトレーニングや試合では発汗による脱水に注意を払う必要がある。わが国には豊富な天然水があり，最近では都市の水道水もおいしく飲めるようになってきた。

発汗では水分の喪失とともに，Na, Kなどの電解質が失われる。さらに，長時間に及ぶ運動では，エネルギー源である糖質の不足を招く可能性も高くなるので，そのような場合には糖質や電解質を含む飲料の摂取が必要となる。スポーツドリンクはこれらの点に配慮して調整された飲料であり，各種スポーツドリンクが市販されている。選手や指導者は『スポーツ活動中の熱中症予防ガイドブック』（日本体育協会，1999）を参考に適切な水分補給を行うような配慮が大切である。

（4）バランスのとれた食事による栄養補給

今日，私たち日本に生活する多くの人々は家庭内での食事で，ご飯やパン，そして麺類などの穀類を主食として摂り，それに肉，魚，卵，豆・豆腐製品などを主菜とし，副菜として各種の野菜やいも類，海草類，そしてきのこ類などを摂り，みそ汁やスープなどの汁物を飲んでいる。また，牛乳も飲み，さらにいろいろな果物を食べている。このような，主食，主菜，副菜，汁物，牛乳・乳製品，そして果物を組み合わせた食事パターンは，ほとんどすべての人々にとって健康的なものであり，スポーツ選手にとっても基本的なものと言える。特に，強調したいことは，このようなバランスのとれた食事は，日本人にとってそれほど難しいものではないという点である。もちろ

ん，一人暮らしの学生アスリートや社会人アスリートにとっては容易でないかもしれないが，ちょっとした意識改革と工夫でバランスのとれた食事パターンが構築できるのが日本食の利点であると言えるだろう。

3. 国立スポーツ科学センターにおけるスポーツ栄養・研究プロジェクト

　スポーツ選手の適切な栄養摂取はコンディション維持のために欠かせない一要素である。スポーツ選手に適切な栄養管理を実施するには，スポーツ選手がどれだけのエネルギーと栄養素摂取を必要としているかを推定する必要がある。しかし，2005年に厚生労働省から公表された『日本人の食事摂取基準2005年版』（以下，食事摂取基準）では，著しく身体活動レベルが高いスポーツ選手は対象となっていない。そこで，国立スポーツ科学センター（以下，JISS）では，「スポーツ選手の食事摂取基準量に関する研究プロジェクト」[10]を実施し，エネルギーとタンパク質の摂取について検討された。以下にその概要をすでに公表されている資料から大幅に引用して紹介する。

（1）スポーツ選手のエネルギー摂取目安量算出方法の検討
1）スポーツ選手の基礎代謝量の推定

　食事摂取基準での推定エネルギー必要量（estimated energy requirement：EER）は，基礎代謝量（kcal/日）（basal metabolic rate：BMR）に身体活動レベル（physical activity level：PAL）を乗じた値が用いられている。BMRは体格，身体組成の影響を大きく受けており，特に除脂肪量（lean body mass：LBM）が重要な因子である。食事摂取基準では，性別年代別のBMRが示されているが，身体組成の特徴として一般人よりも総じてLBMの多いスポーツ選手には，体重当たりのBMR，もしくはBMRそのままの値を代用することはできないと考えられる。一方で，ボート選手群およびランナー群と非運動群を対象とした研究において，LBM当たりのBMR（kcal/kg/日）で群間に差が認められず，活性組織当たりのBMRは運動習慣の有無による差がな

いことが報告されている。そこで，食事摂取基準で示されている基礎代謝基準値およびBMR（18〜29歳）を日本人の一般的な体格を参考に，LBM当たりのBMRを算出したところ，28.5kcal/kgLBM／日となった。このLBM当たりのBMRをスポーツ選手に用いることとした。

2）スポーツ選手の身体組成の検討

スポーツの現場には精密な測定機器がない場合が多いと想定されるので，スポーツ選手において厳密にLBMもしくは体脂肪率を測定できない現状を考慮し，実測値がない場合，体重からLBMを推定することが可能かどうかを，JISSのデータを基に，性別に加え，競技種目を持久系，瞬発系，球技系，その他の種目の4つに分類して検討した。その結果，競技種目カテゴリーおよび性別で，身長，体重，体脂肪率に有意差が認められた。そのため，競技種目と性別ごとに目安量を検討することとした。また，男女選手それぞれに各競技種目カテゴリー内で体重とLBMが高い相関を示した（$p<0.001$）。そこで，男女別で競技種目カテゴリーごとに異なる回帰式を用いて算出したLBM（表3-1）から，BMRを算出することとした。

表3-1　体重とLBMの関係

種目カテゴリー	性別	体重とLBMの関係*
持久系	男性（$n=209$）	$y=0.772x+7.3$　（$r=0.919$）
	女性（$n=101$）	$y=0.597x+12.6$　（$r=0.903$）
瞬発系	男性（$n=455$）	$y=0.658x+16.1$　（$r=0.936$）
	女性（$n=259$）	$y=0.628x+10.8$　（$r=0.922$）
球技系	男性（$n=662$）	$y=0.696x+13.9$　（$r=0.926$）
	女性（$n=347$）	$y=0.674x+8.4$　（$r=0.899$）
その他	男性（$n=63$）	$y=0.434x+25.6$　（r=0.781）
	女性（$n=64$）	$y=0.326x+24.1$　（r=0.747）

*y：LBM(kg)，x：体重(kg)，すべて $p<0.001$．

3）スポーツ選手のPALの検討

スポーツ選手のシーズンは，トレーニング効果を最大限に引き出すために，その目的に合わせて通常トレーニング期，試合期，オフトレーニング期などに"期分け"をしてトレーニング計画を立てることが多く，各期によっ

て消費エネルギー量が異なる。

　これまでに種目別に競技スポーツでの1日の総エネルギー消費量およびPALを示した例として，通常のトレーニング時においては1.7～2.5の範囲にあると報告されている。また，日常的なトレーニングを行っていたスポーツ選手に限定した検討では，PAL 2.2以下に75％もの選手が分布していると報告されている。さらに，これまでに測定されたスポーツ選手のPALの平均値は2.03となることが報告されている。そこで，通常トレーニング期における瞬発系および球技系種目の基準となるPALを2.0とし，一般的にトレーニング時間が長く，運動量が高いこと，体重が比較的軽い選手が多い種目特性を持つ持久系種目のPALは，通常トレーニング期のPALの上限値となる2.5を基準とした。一方，選手はオフトレーニング期においても，最低限の体力と体格の維持のために軽いトレーニングを低頻度で実施している。そこで，持久系，瞬発系，球技系のオフトレーニング期のPALは，1.75を採用した。これらのことより，表3-2に示すように，それぞれの種目カテゴリー別，シーズン別にPALが設定された。以上の検討を踏まえて，スポーツ選手のEERは下記の式を用いて算出することができる。

　スポーツ選手のEER（kcal/日）
　　= 28.5（kcal/kg LBM/日）× LBM（kg）× PAL

　スポーツ選手は競技特性，体づくりの目標，トレーニングの期分け・状況（トレーニング量および質）などによりエネルギー必要量が違ってくる。以上の方法によりスポーツ選手のエネルギー摂取目安量を算出した後，定期的に

表3-2　種目カテゴリー別，シーズン別PAL

種目カテゴリー	期分け	
	オフトレーニング期	通常トレーニング期
持久系	1.75	2.50
瞬発系	1.75	2.00
球技系	1.75	2.00
その他	1.50	1.75

栄養アセスメントを実施し，状況に応じてエネルギー摂取目安量を調整していくことが不可欠である。

（2）スポーツ選手のタンパク質摂取範囲の考え方

　タンパク質はスポーツ選手の関心の最も高い栄養素のひとつである。筋肉などのタンパク質合成に有効に利用できるタンパク質は，体重1kg当たり2gまでとされているが，スポーツ選手では体重1kg当たり2g以上摂っていることは珍しくない。一方，タンパク質のエネルギー比率は炭水化物と脂質との兼ね合いで考える必要がある。以下に，スポーツ選手のタンパク質摂取量について，JISSプロジェクトでの考え方について述べる。

　タンパク質の摂取量を考えるに際しては次の4点を基準とした。

① 体重1kg当たりの1日のタンパク質必要量を，瞬発系種目では2.0g，球技系種目では1.75g，持久系種目およびその他の種目では1.5gとした。

② 目標エネルギー摂取量は1,600〜5,500kcalとした。今回は減量時などの特別な状況ではなく通常期を対象としたので，脂質のエネルギー比率は20〜30％とした。

③ スポーツ選手に必要な炭水化物量を確保するためには，炭水化物が5.5g/kg体重/日未満は望ましくないと考えた。

④ タンパク質のエネルギー比率が12％未満の場合は献立作成上，現実的でないという理由で望ましくないと考えた。

　図3-1はタンパク質1.5g/kg体重/日の場合の，目標エネルギー摂取量ごとの炭水化物と脂質の摂取量を体重50kgから100kgまで5kgきざみで示したものである。上記の基準にしたがって，炭水化物が5.5g/kg体重/日未満，タンパク質のエネルギー比率が12％未満になる部分は望ましくない部分として点線で示した。

　その結果，エネルギー摂取量が少ないときには炭水化物が不足する場合があった。例えば，体重50kgの場合は1,800kcal以下，体重75kgの場合は2,600kcal以下で炭水化物が不足する。一方，エネルギー摂取量が多いときにはタンパク質の比率が12％を下回ることが多かった。例えば，体重50kg

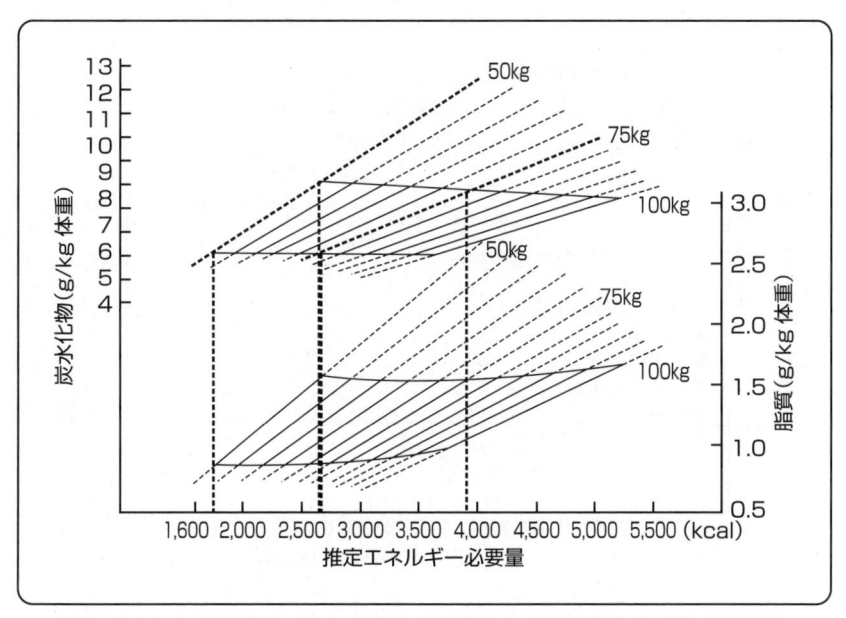

図3-1　タンパク質 1.5g/kg 体重/日のときの炭水化物と脂質の摂取量

の場合は2,600 kcal以上，体重75kgの場合は3,900 kcal以上でタンパク質比が12％未満となった．

　図3-2はタンパク質が1.5g/kg体重/日の場合，炭水化物が不足するときのタンパク質のエネルギー比率は18〜20％であることを示している．したがってこの範囲では，タンパク質を減らす必要があると考えられる．一方，エネルギー摂取量が多い場合に望ましくないと考えられた部分のタンパク質のエネルギー比率は8〜11％であった．この範囲では，炭水化物は十分な量を摂取できるので，タンパク質を増やすことができると考えられる．

　タンパク質が1.75g/kg体重/日の場合は，炭水化物が不足するときのタンパク質のエネルギー比率は19〜23％であり，エネルギー摂取量が多い場合に望ましくない範囲でのタンパク質のエネルギー比率は9〜11％であった．

　図3-3はタンパク質が2.0g/kg体重/日の場合である．この場合も，タンパク質1.5gあるいは1.75g/kg体重/日と同様の結果となった．

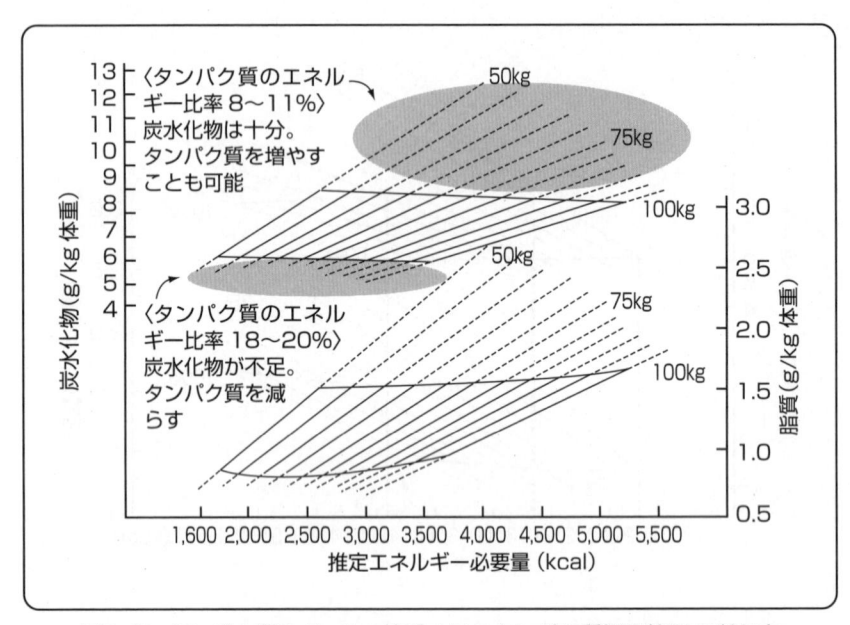

図3-2 タンパク質 1.5g/kg体重/日のタンパク質摂取範囲の考え方
　グラフは，タンパク質1.5g/kg体重/日のときの炭水化物と脂質の摂取量を，（　）内はタンパク質のエネルギー比率を示す．

　エネルギー摂取量の少ない場合で炭水化物が不足するときのタンパク質のエネルギー比率は21〜27％であり，エネルギー消費量の多い場合のタンパク質のエネルギー比率は10〜11％となった．タンパク質摂取量を増やすと，エネルギー摂取量が多い場合に望ましくないと考えられる範囲が減少した．

　『日本人の食事摂取基準2005年版』では，タンパク質は2g/kg体重/日未満を適当と考え，エネルギー比率20％未満が目標値とされている．今回のスポーツ選手を対象にした検討で，①エネルギー摂取量が少ない場合，タンパク質のエネルギー比率が18％を超えると炭水化物が不足することがあり，タンパク質を1.5g/kg体重/日未満にすることも必要であること，②エネルギー摂取量が多い場合，タンパク質2g/kg体重/日でもタンパク質のエネルギー比率が12％を下回り献立上で現実的でないことがあり，タンパク質を2g/kg体重/日以上にすることも考慮する必要のあることが示された．

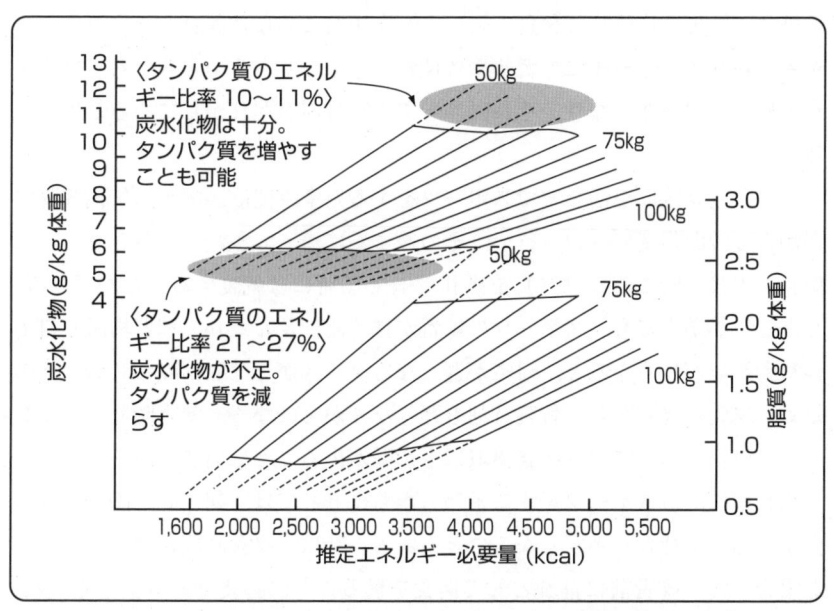

図3-3 タンパク質 2.0g/kg 体重/日のタンパク質摂取範囲の考え方
グラフは，タンパク質2.0g/kg体重/日のときの炭水化物と脂質の摂取量を，（ ）内はタンパク質のエネルギー比率を示す。

スポーツ選手では，タンパク質を 2 g/kg体重/日以上摂取していることは珍しくないが，タンパク質の過剰による健康被害の危険性は少ないと考えられている。したがって，エネルギー摂取量が多い場合は，炭水化物の必要量が満たされている範囲内で，タンパク質を 2 g/kg体重/日以上とすることも，健康面に注意しながら許容されるのではないかと考えられる。

4．日本体育協会におけるスポーツ食育・研究プロジェクト

（1）子どもの生活リズムと食事の摂り方[11]

学校に通っている子どもたちの生活リズムとしては，朝6時ごろに起床し，7時に朝食を摂り，8時半から学校で授業が始まり，12時すぎに学校給食やお弁当などの昼食を摂り，午後の授業終了後は帰宅し，おやつ（間食，補食）

を摂り，午後7時前後に夕食，そして午後10時ごろには就寝というパターンが考えられる。帰宅後に学習塾や各種習い事をしている子どもたちでは，夕食を摂る時間が遅くなり，それに伴って就寝時刻が遅れがちになると思われる。

一方，放課後に部活などでスポーツをする児童生徒は，例えば午後3時すぎから2時間程度の練習を行い，その後すぐに帰宅できれば午後5時ごろに間食，午後7時ごろには夕食を摂り，午後10時には就寝することができる。しかし，小学生でも，スポーツの練習が長時間に及んだり，練習場所と自宅の移動距離が長くなると，帰宅が遅くなるケースがしばしばみられる。そのため，夕食が遅くなり，就寝時刻も遅くなりがちになる。就寝時間が遅くなると，翌朝の起床時刻や朝食摂取にも影響が出ることは当然である。

成長期にあるスポーツをする子どもたちにとっては，朝，昼，晩の三度の食事に加えて補食が必要となることもある。特に，夕食時間が遅くなるような場合には，練習前に補食として間食を摂ることが必要である。もちろん，三度の食事や間食はただ摂ればよいというわけではなく，どのようなものを摂るか，どのように組み合わせて摂るかが重要である。

（2）子どもの食育とスポーツ

今日，偏った栄養摂取，朝食欠食などの子どもの食生活の乱れや肥満傾向の増加などがみられ，成長期にある子ども，特に小学校段階の子どもにとって，健全な食生活は心身の健康と将来の望ましい食習慣形成という観点から，"食育"が果たす役割が重要であることは言うまでもない。食育基本法が平成17年6月10日に制定され，"食育"は農業振興や道徳教育，そして健康教育（肥満や生活習慣病予防）などさまざまな視点から注目されている。

しかし，それが子ども料理教室や農業体験，また食品製造の工場見学のような単発のイベントであっては効果が期待できないことは明らかである。子どもばかりでなく大人をも含めて，"食育"は日常生活に密着して継続的に行われてこそ成果が期待できると考えられる。例えば，生活習慣病予防，メタボリックシンドローム予防と言っても，子どもたちにとっては遠い将来の

ことであり，その若い親たちにとってもまだまだ先のことであり，それほど深刻に受け止められない状況なので，"食育"の重要性を理解し，意識化して実践へと導いていくことは容易なことではないように思われる。

　平成17年度には，食育基本法制定と時を同じくして，栄養教諭制度も始まった。当然のことであるが，栄養教諭が行う"食"に関する指導（食育）の具体的内容には，偏食傾向や肥満傾向の子どもに対する個別指導が含まれているが，それに加えて，スポーツを行う子どもに対する個別の指導も含まれていることに注目したい。しかし，学校ばかりでなく，地域においても，このようなスポーツをする子どもに対する食育は端緒についたばかりである。

　体育・スポーツ活動が，食事・食育と同様に，子どもの心身の健全発達にとって重要であることも言うまでもない。しかし子ども，特に知識が乏しい小学生に対する"食育"と"体育"はそれぞれが分離した形で行われても，それらの指導効果は低くなりがちであり，両者を相互に結びつけた形で，"スポーツ食育"として行われると効果的であると考えられる。

（3）スポーツ食育とは

　元来，子どもたちは，仲間たちとからだを思いきり動かして遊ぶことが好きであり，それは楽しみであった。そして，それにルールができて競技性のあるスポーツという形式が整ってきたのである。私たちはスポーツをすることで，のどが渇けば水を飲み，おなかが空けば食事をおいしく摂ることができる。また，スポーツでは勝って嬉しい，負けて悔しいという感情が生まれ，勝利へ向けて努力するようになる。子どもたちが自由に野山を駆け回ったり，空き地や路地裏で遊ぶような生活環境がほとんどなくなってきた今日では，スポーツが子どもたちの日々の生活に組み込まれていくことで，健全な心身の発達が促され，仲間づくりができ，自然や社会のルールを学ぶ機会が得られるなどといった好ましい状況が生まれると言えるだろう。

　先にも述べたが，"食育"と言ってもただ食べる面だけでなく，生活のなかで日々行われているスポーツと結びつけて考え，実践していくという切り口は現実的であり，実践的であると考えられる。例えば，スポーツを行って

いない子どもの保護者に，"生活習慣病予防のための食育"と言ってみても，栄養，食生活の重要性を認識しにくいが，スポーツを行っている子どもの保護者では，当面する"良好なコンディションの維持"，"スポーツパフォーマンス向上"のために食育を考えるということで，栄養，食生活の重要性を認識しやすいであろう。

したがって，スポーツ活動への参加と食育を結びつけた指導法，つまり"スポーツ食育プログラム"の開発と適用が必要ではないかと筆者らは考えた。

(4) スポーツ活動をしている子どもの生活リズムと食生活

日本体育協会スポーツ医・科学専門委員会では，平成18年度から「小学生を対象としたスポーツ食育プログラム開発に関する調査研究」[12),13)]を行っている。その研究プロジェクトの目的はスポーツを行う子どもたちの食事，運動，生活習慣を分析し，よりよい食事のガイドラインを提案することである。

初年度の大きな調査研究テーマである「スポーツ活動をしている児童の生活全般に関するアンケート調査」は，スポーツクラブに所属する小学生4～6年生男女とその保護者約3,500組，さらに各クラブの指導者に対して行われた。この調査によって，スポーツをする児童の朝食喫食率は全国平均よりも高いこと，また，朝・昼・夕食をきちんと食べている割合が高いことなどがわかった。また，スポーツをする児童の体調については，児童の認識よりも保護者の認識のほうが低い傾向があることもわかった。さらに，食事・栄養に関する指導を行っている指導者は半数にとどまっていることも明らかになった。このように，本調査によって，スポーツをする小学生のスポーツ活動と栄養・食生活を取り巻いている実態が明らかになった。いくつかの注目すべき項目について以下に簡潔に述べる。

起床時刻をみると，一般の子どもたちに対する全国調査と同じく，午前6時30分から午前6時59分が最も多かった。睡眠時間は，8時間以上から9時間，10時間未満が非常に多かったが，就寝時刻は午後10時から10時半が多くなっており，一般の児童よりもやや遅れがちであることが明らかとなった。

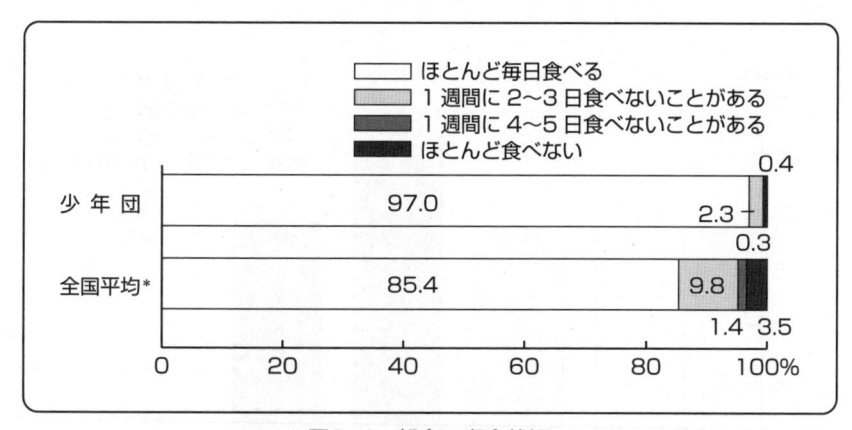

図3-4　朝食の喫食状況

スポーツをしている児童は朝，昼，夕食をきちんと食べている割合が高かった。
＊：平成17年児童生徒の食生活実態調査報告（日本スポーツ振興センターより）

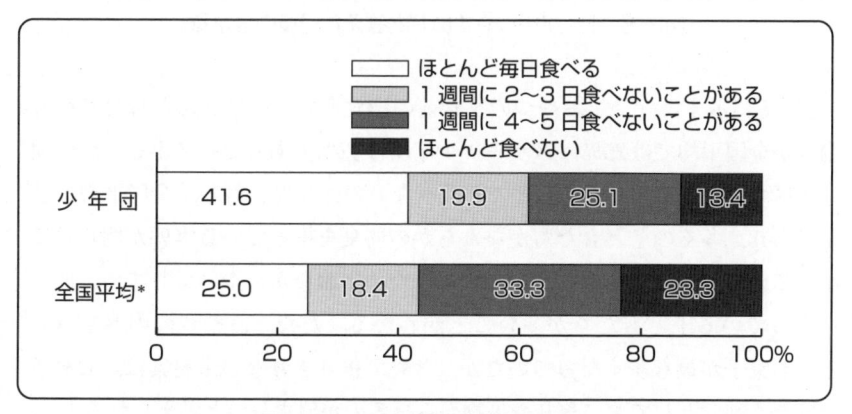

少年団：ほとんど毎日食べる 97.0，1週間に2～3日食べないことがある 2.3，1週間に4～5日食べないことがある 0.3，ほとんど食べない 0.4
全国平均＊：ほとんど毎日食べる 85.4，1週間に2～3日食べないことがある 9.8，1週間に4～5日食べないことがある 1.4，ほとんど食べない 3.5

図3-5　おやつ（夕食前）の喫食率

多くの児童が夕食までの間におやつを食べていた。
＊：平成17年児童生徒の食生活実態調査報告（日本スポーツ振興センターより）

少年団：41.6，19.9，25.1，13.4
全国平均＊：25.0，18.4，33.3，23.3

　図3-4に示すように，朝食の摂取状況は，全国調査ではほとんど毎日食べる割合が85％，1週間に2～3日食べない割合が10％であった．しかし，スポーツ少年団に属している子どもの97％がほとんど毎日朝食を食べており，スポーツをしている児童は，朝，昼，夕食をきちんと食べている割合が高かった．

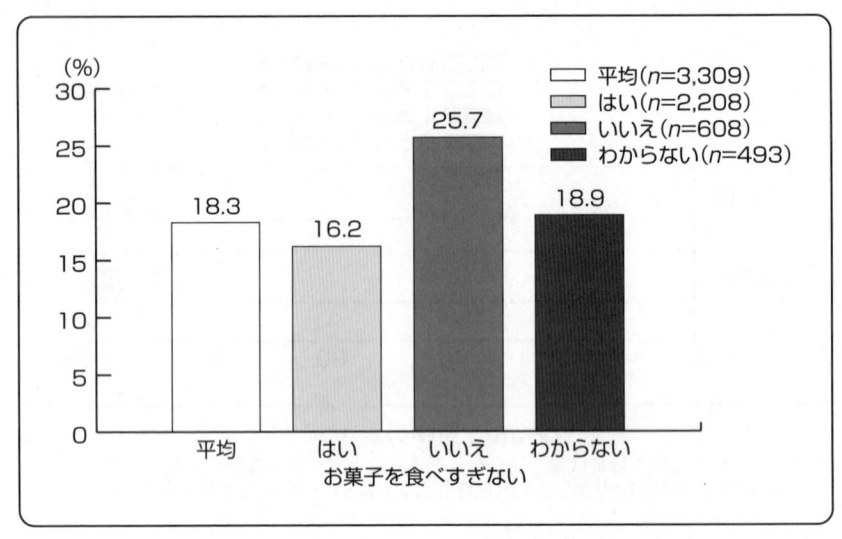

グラフ：「けがをしやすい」と答えた児童の食意識
- 平均(n=3,309)：18.3%
- はい(n=2,208)：16.2%
- いいえ(n=608)：25.7%
- わからない(n=493)：18.9%
（項目：お菓子を食べすぎない）

図3-6 「けがをしやすい」と答えた児童の食意識

　図3-5に示すように，おやつの夕食前の喫食率では，ほとんど毎日食べる割合が全国平均では25％，スポーツ少年団は42％であった。スポーツ少年団に所属する児童でおやつをほとんど食べないのは13％に対し，全国平均は23％であり，多くの子どもたちがなんらかの間食を摂っている実態が明らかになっている。特に，スポーツをしているため，おなかが空いてしまい，間食を摂っている子どもたちが多いことがわかる。ただ，おやつの内容をみると，お菓子が最も多くなっていたが，3食で摂りきれない栄養素は，お菓子ではなく補食としておにぎりや果物から摂るのが望ましいと考えられる。
　図3-6からわかるように，食意識として「お菓子を食べすぎない」と答えた子どもはケガをしにくい傾向が認められ，口内炎にもかかりにくいことが示された。さらに，図3-7に示すように，睡眠時間が8時間に満たない子どもでは，起立性調節障害の発症が非常に高いという結果であった。
　これらの調査研究の結果から，以下のようなことが示唆された。①スポーツをする子どもは欠食率が少ないが，食事の摂り方（内容）については改善の余地がある。②食意識を高めることは，スポーツをする子どもの体調によ

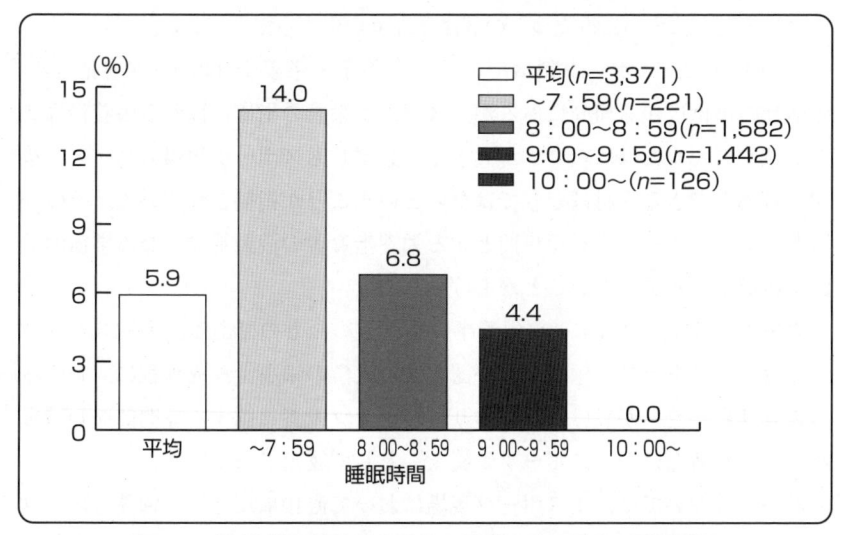

図3-7 「起立性調節障害あり」と診断される児童の睡眠時間

い影響を及ぼす。さらに，大規模調査データを詳細に分析した結果，スポーツをする子どもたちが高い競技目標を持ち，その保護者が高い食意識を持つことが，スポーツをする子どもたちの食事摂取状況をよくし，コンディショニングにとって，好ましい状態をもたらす可能性が明らかとなった。

5. スポーツ栄養士の役割とその認定制度[14]

（1）スポーツ領域での栄養指導者の役割

　スポーツ選手や，コーチ，監督，トレーナー，さらに競技団体から，選手が栄養・食事に関する自己管理能力を高めるための栄養教育や食事環境の整備など栄養サポートに対するニーズは高い。これらには日本代表というような高いレベルの選手を対象としたものだけでなく，小学生から高校生までを含むジュニアの選手層までもが対象となっている。選手個人，チーム，スポーツ団体において，監督，コーチ，トレーナー，スポーツドクターなどと連携し，栄養面からの専門的なサポートを行うことは，選手のコンディション管理，パフォ

ーマンス向上に大いに役立つとの認識と理解が広まってきている。

このように，スポーツ領域での管理栄養士・栄養士（以下，栄養指導者）の活動の場は広がる傾向にあるが，スポーツ栄養の指導に携わる栄養指導者の知識やスキルにはばらつきが大きく，必ずしもスポーツ現場のニーズに適切な対応ができる人材ばかりではないということが指摘されている。その一因として，スポーツ栄養を専門とする栄養指導者の活動基盤となる学術的活動が組織化されていないことがあげられる。

表3-3は諸外国のスポーツ栄養事情をまとめたものである。オーストラリアではオーストラリア栄養士会が認定する大学の栄養士養成課程に，しかるべきカリキュラムが設けられており，スポーツ栄養に関する専門的な知識を身につけた者だけが"スポーツ栄養士"として認定されている。

わが国においては，①スポーツ現場において直接雇用され，栄養管理・食事管理を行う，②栄養士養成施設で研究のフィールドとして実践的なかかわりを持つ，③国民体育大会対策として，行政の立場でかかわる，④学校栄養士や病院栄養士としての職を持っている者が，地域のジュニア選手を指導するなど，さまざまな職域で働く栄養指導者が多様な形でスポーツ栄養にかかわっている。したがって，既存の職域別の専門性と異なる専門性が必要となっており，職域を横断した情報交換が可能な新たな組織が必要となっていた。そして，平成16（2004）年10月に，①学術集会の開催，②スポーツ栄養情報の発信，③スポーツ栄養に関する高い専門性を有した栄養指導者の教育・養成を行うことを目的として，「日本スポーツ栄養研究会」が発足した。

（2）スポーツ栄養士の認定制度

現在，日本スポーツ栄養研究会は日本栄養士会の学術関連団体として，"スポーツ栄養士"の認定事業を，日本体育協会と共同して行っている。公認スポーツ栄養士とは，「地域，広域スポーツセンター，各競技別のトレーニング拠点などにおいて，競技者に対する栄養管理業務全般を実施することができる知識とスキルを身に付けた管理栄養士」であり，具体的には，国民体育大会（国体）出場レベルの選手の栄養管理をマネジメントできる人材である。

5．スポーツ栄養士の役割とその認定制度　79

表3-3　諸外国のスポーツ栄養事情

	栄養士会での位置づけ	スポーツ栄養士認定制度	その他の特記事項
オーストラリア	栄養士会内部にスポーツ栄養部会（Sports Dietitians Australia：SDA）がある。	国立大学の中にスポーツ栄養コースがあり、スポーツ栄養士として必要な専門知識と技術を習得することができる。SDA（左欄参照）とAIS（右欄参照）の共同開催によるスポーツ栄養士の認定制度がある。	オーストラリア国立スポーツ研究所（Australia Institute of Sports：AIS）があり、栄養部門は研究とサポート両面から非常にアクティブに活動している。AIS栄養部門のDr. BurkeはIOCスポーツ栄養コンセンサスの中心的メンバー。
アメリカ合衆国	栄養士会内部にスポーツ栄養部会（Sports and Cardio-vascular and Wellness Nutritionist：SCAN）が設置されている。	かつてアメリカスポーツ医学会（ACSM）とアメリカ栄養士会（ADA）によるスポーツ栄養士の共同認定が検討されたが、実施には至っていない。	オリンピックトレーニングセンター（USOTC）には常勤栄養士が配置されている。ADA/DC（カナダ栄養士会）/ACSMによるスポーツ栄養のPosition Standが2000年に出されている。
大韓民国	不明	韓国体育科学研究所（Korea Sports Science Institute：KSSI）を中心に何らかの動きはあると考えられるが、詳細は不明。	スポーツ栄養研究会が設立されている。

第3章 スポーツ栄養

```
日本体育協会と日本栄養士会の共同認定によるスポーツ栄養士
スポーツ指導の専門家としての知識と能力＋管理栄養士としての知識と能力
＝公的な資格として一定の資質を担保
```

- （財）日本体育協会 公認スポーツ指導者制度　⇔　（社）日本栄養士会 特定分野認定研修制度

公認スポーツ栄養士養成講習会

専門科目講習会実施団体として，学術関連団体であるNPO法人日本スポーツ栄養研究会に業務運営を委託

共通科目
- 日本体育協会
- 受講管理
- 共通科目講習会の開催
- 共通科目合格判定

⇒

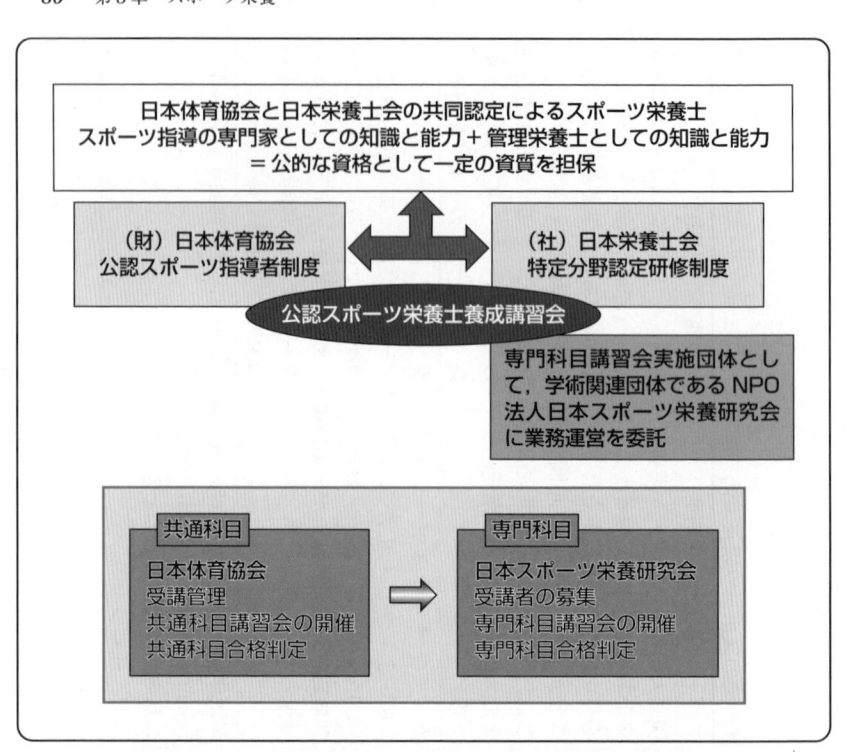

専門科目
- 日本スポーツ栄養研究会
- 受講者の募集
- 専門科目講習会の開催
- 専門科目合格判定

図3-8　わが国のスポーツ栄養士認定に関する組織体制
スポーツと栄養，両方の領域から認められた資格。世界に例のない画期的なシステム。

　図3-8はわが国のスポーツ栄養士認定に関する組織体制を示している。日本栄養士会の卒後教育体系の中には，"特定分野認定研究制度"があり，それは「特定の分野の技術を集中的に習得し，一定のスキルが担保されることにより，高い実践能力を有する人材を育成する」ものである。一方，日本体育協会が加盟団体等と養成するスポーツ指導者の分類の中には，"メディカル・コンディショニング資格"があり，その資格として，"スポーツドクター"，"アスレティックトレーナー"とともに，"スポーツ栄養士"があげられている。
　スポーツ栄養士の二大任務は，コンディショニングのための栄養管理と競技力向上を支援するための栄養管理であり，以下に示すスキルが求められて

いる；①アセスメントスキル（主な業務内容：栄養アセスメントとモニタリング，データ管理など），②マネジメントスキル（食事管理（献立作成・調理・人/物/金の管理），健康管理，環境整備（国内外），多職種との連携など），③コミュニケーションスキル（選手，指導者からの信頼獲得，多職種との連携・協力など），④プレゼンテーションスキル（セミナー講師，シンポジスト，文章執筆，資料作成など），⑤カウンセリングスキル（個別指導・カウンセリング）。スポーツ栄養士の認定を受けようとする者は，これらのスキルを活かしたサポートを栄養ケア・マネジメントシステムに従い実施し，その成果を発表できる力を養わなければならない。

公認スポーツ栄養士の受講条件は，①管理栄養士であること，②受講開始年度初めに22歳以上の者，③日本栄養士会の正会員であり，生涯学習に参加していること，④競技団体やチーム，スポーツ選手に対する指導経験がある，または今後その可能性があることとなっている。

おわりに

本稿では，国際的なスポーツ栄養に関するコンセンサスについて紹介し，日本人の食生活という視点からみたスポーツ選手の栄養補給を論じた。そして，JISSでのスポーツ栄養・研究プロジェクトと体協でのスポーツ食育・研究プロジェクトの概要を示した。さらに，わが国におけるスポーツ栄養士の役割とその認定制度を紹介した。

わが国におけるジュニアからトップアスリートを含むスポーツ選手のコンディショニングやパフォーマンス向上にかかわる"スポーツ栄養"の実践と研究をいっそう発展させていくためには，"スポーツ栄養士"に加えて，スポーツ選手，現場の指導者，そしてスポーツドクター，さらには幅広い栄養学，スポーツ医科学領域の研究者との連携と協力が不可欠である。また，今後，運動・スポーツ指導と連携した栄養・食事指導である"スポーツ食育"が，パフォーマンス向上ばかりでなく，子どもたちの健全な発育発達と生活習慣病予防のためにも必要であると思われる。

謝辞：JISS，および体協の研究プロジェクトにかかわった多くの管理栄養士，スポーツ栄養研究者の方々のお力添えにより，本稿を完成させることができた。個人の名前は省略させていただくが，筆者一同，記して感謝の意を表する次第である。

文 献

1) Clark N.:Nancy Clark's Sports Nutrition Guidebook" (Second Edition), Human Kinetics, 1997.
2) Burke L. and Deakin V. (ed.) : Clinical Sports Nutrition (Second Edition), Mc Graw Hill, New York, 2000.
3) McArdle W. D., Katch F. I. and Katch V. L. (ed.): Sports & Exercise Nutrition (Second Edition), Lippincott Williams & Wilkins, Philadelphia, 2005.
4) Maughan R. J. and Burke L. M. (ed.) : Sports Nutrition, Blackwell Publishing, Oxford, 2002.
5) 樋口　満（編著）：新版コンディショニングのスポーツ栄養学．市村出版，東京，2007.
6) (財)日本体育協会スポーツ医・科学専門委員会(監)：アスリートのための栄養・食事ガイド（第2版），第一出版，東京，2006.
7) 岡村浩嗣：研究情報ひろば．国際オリンピック委員会によるスポーツ栄養に関する会議について，栄養学雑誌 2004；62（4）；247-250.
8) Maughan R.J. (ed.) : Nutrition and Football The FIFA/FMARC Consensus on Sports Nutrition, Routledge, London and New York, 2007.
9) 日本陸上競技連盟医事委員会（監訳）：国際陸上競技連盟　陸上競技選手のためのスポーツ栄養コンセンサス 2007（The 2007 IAAF Consensus Conference on Nutrition for Athletics）（J. Sports Sci 2007；25，（Suppl.）；S103-S113.
10) 小清水孝子，柳沢香絵，横田由香里：研究情報ひろば　「スポーツ選手の栄養調査・サポート基準値策定及び評価に関するプロジェクト」報告．栄養学雑誌 2006；64（3）；205-208.
11) 樋口　満：特集2．子どもの食育にスポーツを．スポーツを生かした食育を実践しよう．食生活，2008；5；76-83.
12) 財団法人日本体育協会スポーツ医・科学専門委員会：平成18年度「日本体育協会スポーツ医・科学研究報告　No. Ⅲ　小学生を対象としたスポーツ食育プ

ログラム開発に関する調査研究」(第1報), 2006.
13) 財団法人日本体育協会スポーツ医・科学専門委員会：平成19年度「日本体育協会スポーツ医・科学研究報告　No.Ⅲ　小学生を対象としたスポーツ食育プログラム開発に関する調査研究」(第2報), 2007.
14) 田口素子, 鈴木志保子：研究情報ひろば. スポーツ栄養分野における組織づくりと専門栄養士育成の必要性. 栄養学雑誌 2005；63 (4)；243-244.

第4章

生涯を通じてのパフォーマンス：栄養と運動の相乗効果
―身体能力を最適化するための栄養面でのアプローチ

Richard H.T. Gannon,
Elizabeth Offord and Trent Stellingwerff

はじめに

　"パフォーマンス"という言葉は，スポーツ界内部や外部のさまざまな個人にとって非常に多くの意味を有する。子どもや思春期の若者にとってのパフォーマンスとは，サッカーチームに入団したり，学校での成績を向上させる可能性を高めたいという欲求かもしれない。大人にとってのパフォーマンスとは，スマートな体つきやがっちりした体格を維持しながら，力強く健康で元気でいたいという欲求かもしれない。一方，高齢者にとってのパフォーマンスとは，自宅の中を移動することができたり，通りを渡って店に行けたりすることで，自立した生活を維持することかもしれない。どのようなパフォーマンス目標であろうと，また，アマチュアであれ，エリート運動選手であれ，健康的でバランスの取れた食事を取り入れることによって，運動プログラムはいっそうよいものになる。この章では，パフォーマンス（performance）という用語を身体能力（physical performance）を意味するものとして使用する。しかし，運動と栄養がプラスの効果を与えることができるからと言って，認知能力（cognitive performance）の重要性が低いという意味ではない。身体活動（physical activity）とは，骨格筋の収縮によって生み出される身体的な動きのことで，それによってエネルギー消費量が高まる。運動（exercise）

Physical Performance & Mobility Research Group, Nestlé Research Center（ネスレリサーチセンター　身体能力・運動能研究グループ）

とは，体力のひとつ以上の要素を維持または向上させるために計画され，体系化された反復運動を意味する．そこで，この章では，身体能力の最適化における栄養の重要性に関する最新のレビューを記すことにする．

1. 生活習慣としての栄養と運動

おそらく，生涯を通じたパフォーマンスに最も大きな影響を与えるのは，栄養と運動の相乗効果であろう．この考え方は，以下に示す近年発表されたデータによって科学的支持を得ている．食事と運動が長期的な健康と生活能力の質に及ぼす集合的な効果は，以前よりも明確に解明され，認識されるようになっている．実際，近年の疫学データによって，適度な活動と健康的なライフスタイル（禁煙，適度な飲酒，果物と野菜の豊富な摂取）の組合わせが，実年齢で14歳若いに等しいことが，死亡率の調査によって示された[1]．さらに，肥満および糖尿病という転帰に対し，生活習慣としての栄養と運動介入は，いかなる薬剤介入と比較しても同等またはそれ以上の効果があった[2)-6)]．しかし残念なことに，メディアも一般大衆も，これらの科学的な知見を，なかなか受け入れようとしないでいる．世界的には，いくつかの保健機関が，最適な健康状態にとっての栄養と身体活動の重要性を主張してきた[7]．事実，栄養と運動は，人生後期の健康を増進させる修正可能な重要因子として知られている．肥満の蔓延，冠動脈性心疾患の増加，糖尿病，ある種のがんや精神疾患を考慮すれば，明白である．また，栄養と運動の組合わせは，骨格筋の健康，特に骨粗鬆症と加齢性筋肉減少症（sarcopenia；サルコペニア）との闘いにとって重要である[8]．

現代の欧米化社会が直面する肥満と蔓延する疾患との闘いに立ち向かう科学者および運動の専門家にとって主要な標的のひとつが，強い骨と関節に支えられた健康な骨格筋である．骨格筋は，体内で最大の組織であり，体重の50％を占め，運動[9]および健康[10),11)]において極めて重要な役割を果たしている．現実に，ヒトは，骨格筋と腱の構造を進化させたことによって，地球上で最も持久走を得意とする哺乳類の種のひとつとなっている[12]．骨格筋タンパク質の約2％が毎日代謝回転しており[13]，これは健常な成人の基礎代謝

量(basal metabolic rate：BMR)の約50%を占める[14]。さらに，40年以上前から，タンパク質の代謝回転はエネルギー利用率と密接に関連し[15]，基礎代謝量とも強い関連性を持つ[16]ことが知られている。しかも，骨格は静的で不活性な構造体ではなく，生涯を通して常に分解・更新されている，注目すべき結合組織(人体の質量の約9%を占め，体重の17%を占める)の塊である[17]。また，生命維持に重要不可欠な臓器を保護する(脳のための頭蓋骨，中枢神経系のための脊椎，心臓と肺のための胸郭)一方で，力学的な補助を提供して筋肉の活動や動きを促進する。総合的にみて，機能的に有益な結果に与えうる影響の大きさを考慮すると，筋骨格系は重要な科学的ターゲットである。

今回のレビューは，英国，米国，日本で一般的に受け入れられている健康的な生活のための身体活動ガイドライン，ならびに，生涯のさまざまなステージにおける骨格筋の機能に関連した，微量栄養素および主要栄養素の，食

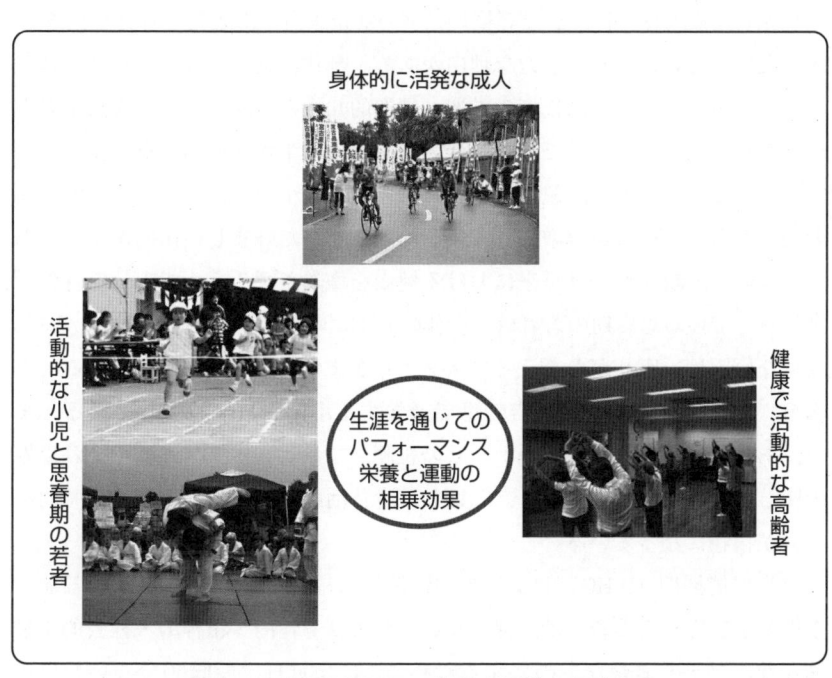

図4-1 生涯を通じての栄養と運動の相乗効果
高齢者の写真/copy right：ILSI Japan CHP

事からの摂取に関する確立された推奨摂取量を提供する。具体的には,ライフサイクルの各ステージ(図4-1)において,筋骨格系のパフォーマンスを最大化させるうえで,栄養と運動介入が果たす重要な相互作用に,重点的に着目する。特に,質のよい骨格筋と生涯を通した骨形態,食事からのタンパク質摂取の種類とタイミング,という面からみたタンパク質とビタミンDの重要性に重点を置く。そして,最終的な目的は,生涯を通じて異なる可能性があるパフォーマンスを最適化するための栄養と運動による介入の,最新の科学を検討することである。

2. 生涯を通じての身体活動のガイドライン

(1) 小児／思春期の若者

　小児(12歳未満)および思春期の若者(20歳未満)に活発な身体活動を促すことは正しいという,強力な理由がある。身体活動は,遊びやレクリエーション,肉体的・社会的技能の学習,創造的知性の発展,そして成長や健康促進のための重要な手段である。今日,小児の大半が身体的に不活発で過体重となっている一方で,競技スポーツに参加する小児には標準よりも軽量な者たちがおり,その数は増加している[18]。こうした好ましい傾向が少しはあるとはいえ,現在および将来における健康を増進させるうえで十分な身体活動を行っている思春期の若者は,全体の1/3に満たないと推測されている[19]。おもな原因は,座りがちなライフスタイルがますます一般化していることである。例えば,徒歩または自転車で通学する小児の数は減少している。また,あまりにも多くの時間がテレビの視聴,コンピュータゲームやそれ以外の座って行う活動に費やされ,しばしば身体活動やスポーツのための時間や機会が犠牲になっている。

　世界保健機関(WHO)および米国保健社会福祉省(DHSS)は,学齢期の小児および思春期の若者は,健全な成長および身体的・精神的・社会的に最適な健康効果を確かなものにするために,ほぼ毎日,最低60分ないしはそれ以上の時間を使って,中強度~強強度の身体活動に参加するよう勧告して

いる[7),19)]。運動プログラムには，筋肉および骨の両方を強化するさまざまな活動を含むべきである。さらに，年齢に応じて楽しめるさまざまな身体活動に参加するよう，思春期の若者を奨励することが重要である[20)]。

(2) 成　人

英国保健省は，成人に対し，週に5日間以上，1日に少なくとも総計で30分間，最低でも中強度の身体活動を行うよう，推奨している。興味深いことに，10分間もしくは10分を少し超えるくらいの短時間の中強度の身体活動を数回行うのと，長時間の運動を少ない回数行うのとでは，活動量の総計が同じであれば同様の効果が得られる[21)]。

(3) 高　齢　者

米国保健社会福祉省（DHSS）は，2008年，すべての高齢者に対し，活動的であり続ける努力をするよう推奨している。何もしないよりは，なんらかの身体活動を行うほうがよく，運動に定期的に参加する高齢者は，それに応じた健康効果を享受する。

大きな健康効果を得るためには，高齢者は，週に最低150分の中強度の身体活動，もしくは週に75分の高強度の有酸素身体活動または中強度および高強度の有酸素運動の組合わせの身体活動を行うべきである。有酸素運動は，1回につき最低10分間は続けて行い，毎日行うことが望ましい[20)]。

(4) 生涯を通じて(across the lifespan)の栄養と運動に関する日本の勧告

日本の食事バランスガイドは，図4-2に示したように，健康的な食事を促進し身体活動を増大させる目的で，厚生労働省と農林水産省によって2005年に作成された。基本的に，最も多く摂取すべき食品が一番上部に示されている。また，このモデルは，中心軸を持つコマの形状でデザインされ，コマが回転する（身体活動によって管理される）ことによってのみバランスが取れることを意味している。日本の食事バランスガイドは，5つの基本的な食品群で構成されている。穀類（米，パン，麺を含む）は，1日当たり5～7サ

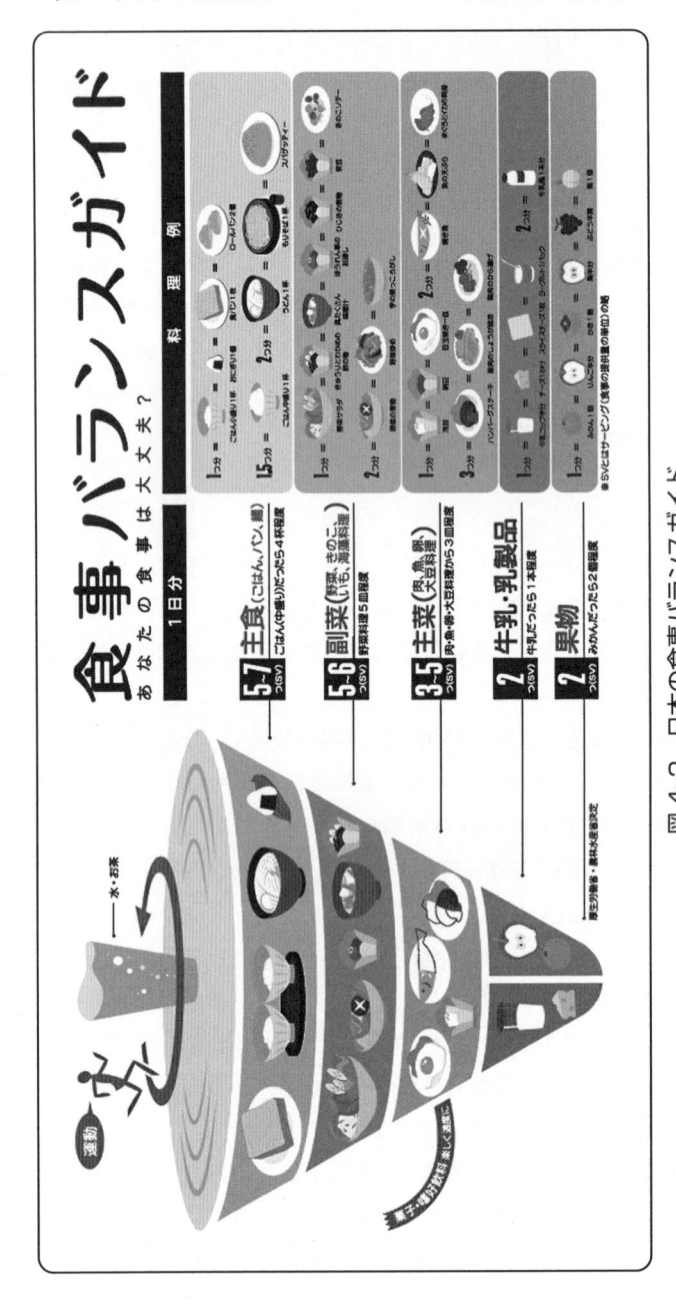

図4-2 日本の食事バランスガイド

日本の食事バランスガイドは"コマ"をイメージして描かれており、食事バランスが悪いと倒れてしまう。水分は"コマ"の軸となる欠かせない存在である。"コマ"の回転は"運動"することによって初めて安定することを併せて表現している。

ービング摂取すべきとされている。野菜（野菜，きのこ，イモ，海藻を含む）も毎日摂取すべきとされている。肉類および魚（肉，魚，卵，大豆を含む）は，1日当たり最大5サービングの摂取が推奨され，牛乳（牛乳および乳製品）は控えめな摂取（1日当たり2サービング）が推奨されている。果物（果物および100％フルーツジュース：半分の重量としてカウントする）は，1日当たり2サービング摂取すべきとされている。ある食品群の1サービングとしてカウントされる量は，同ガイドに記載されている。穀類1サービングは約40gの炭水化物を含む。肉類もしくは魚1サービングは，約6gのタンパク質を含む。1サービングの牛乳は，約100 mgのカルシウムを含む。果物1サービングの量は，約100 gである[22]。さらに，性別，年齢，身体活動のレベルに応じて，食品群別に推奨サービング数と推奨される全エネルギー摂取量が明記されている。日本の食事バランスガイドによって説明されている基本モデルは，1日当たりの摂取エネルギーを2,000〜2,400 kcalとしており，これは身体活動レベルが中〜高の成人女性（高齢者を除く），ならびにあまり運動をしない成人男性の推奨摂取量である。また，日本の現在の人口構成に基づいて，6歳以上の人口の推定エネルギー必要量（estimated energy requirement：EER）の荷重平均値が計算された。エネルギーの基準値は2,100 kcalに設定されたが，これは基本モデルに採用されたエネルギー量とほぼ同じである。この基本モデルを使用する際，各食品群を1サービングもしくは2サービング調整することで約1,600〜2,800 kcalをカバーすることができ，6歳以上の小児への応用が可能となる。上記に関する詳細については，吉池らによる論文（2007年）[22]を一読することを勧める。

3. 各ライフステージにおける栄養と運動

（1）活動的な小児および思春期の若者
1）小児期および思春期：骨格筋の成長と発達にとって非常に重要な時期
筋肉・骨格・神経系の集合的な働きによって，協調的な制御された動きが可能となる。しかし，身体活動に必要な実際の動きを最終的に提供するの

は，骨格と協調した筋肉（筋骨格系）の収縮または短縮である。さらに，このシステムは，その他の体のシステム，すなわち，筋肉の機能に必要な栄養素や酸素を運搬するという意味で，消化器系，呼吸器系の支援を受けている。乳幼児期に十分な栄養を摂取することが，低年齢の小児の最適な身体的・精神的発達を確実にするうえで，とても重要だという科学的証拠が多数存在する[23]。

① 小児および思春期の若者における最適な骨の健康のための必須栄養素

筋骨格系に関しては，良質な栄養が発育期の骨の健康にとって重要であることを示す確固たる証拠がある[24]。若年期の骨の健康が重要な理由は，骨粗鬆症は高齢者に多く発症する（50歳を過ぎた女性の60%，男性の30%が骨粗鬆症による骨折を経験する）が，小児期に端を発する[25]と現在では理解されているからである。骨塩量は小児期と特に思春期の急激な成長期に増加する。そして最大骨塩量（peak bone mass：PBM）は，将来の骨折リスクの主要な決定要因であると考えられている。興味深いことに，最大骨塩量が10%上昇すると，平均して13年間，骨粗鬆症の発症を遅らせ，さらに驚くことには，骨折のリスクを約50%減少させる[26),27)]可能性があると推定されている。胎児から成人に至るまでの骨の成長と発達には，おもに2つのプロセスがある。関節端（骨端）での長骨の長さの成長，そして新しい骨の沈着による太さの成長である。小児期／思春期，そして20代前半に至るまで，骨格は急速に成長し，最大骨塩量に達する。思春期は，十分なカルシウム栄養が骨格の成熟にとって根本的に重要な時期であり，カルシウム必要量が生涯で最大となる。なぜなら，思春期に骨カルシウムの約50%が骨格に沈着するからである。

20代半ばから30代半ばまでは，骨形成が骨塩量の減少と等しくなる"固め（consolidation）"と呼ばれる時期である。この時期を過ぎると，性別を問わず骨塩量が減少し始めるが，特に女性の場合には閉経するとさらに減少する（図4-3）[28]。

遺伝の影響はとても強く，骨の強度の70〜75%に影響するが，その他のライフスタイルおよび栄養要因の影響力も大きいことが知られている（図4-4）。小児および思春期の若者の骨量増加に貢献する可能性のある栄養要因

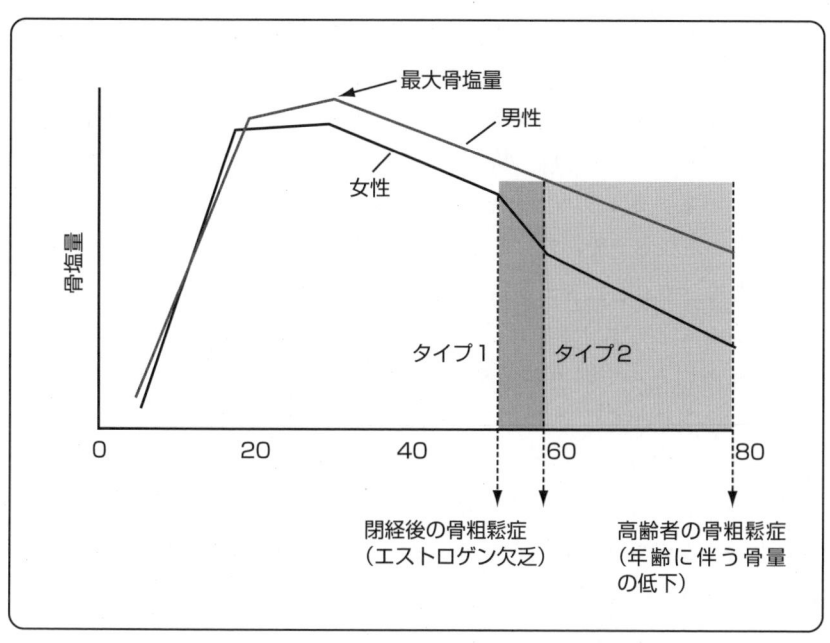

図4-3 ライフサイクルを通じての骨塩量

文献28)より改変

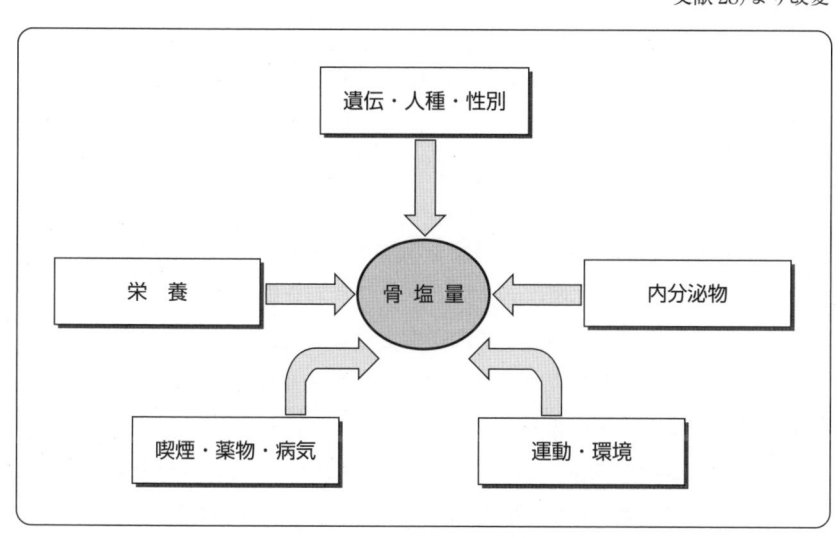

図4-4 生涯を通して骨塩量に影響を及ぼす要因

としては,主要栄養素(タンパク質,脂質,炭水化物)といくつかの必須微量栄養素(カルシウム,リン,亜鉛,マグネシウム,ビタミンC,ビタミンD,ビタミンK)を含むバランスの取れた食事があげられる。これらの栄養素は,結晶化,コラーゲンの形成,軟骨と骨の代謝やカルシウムとリンの恒常性に関与している。カルシウムとビタミンDは,骨の健康に関しては最も研究が進んでいる栄養素である。

② カルシウムとビタミンDは,最大骨量の獲得に必要不可欠

カルシウムとビタミンDは,骨石灰化において重大な役割を果たすと同時に,健康にとっての主要栄養素の役割も果たす(骨のその他の微量栄養素[29)-31)]については表4-1を参照)。

(a) カルシウム 骨の健康を最適化するためのカルシウム補給の重要性は十分確立されており,ビタミンDとともに,小児期・思春期においては最も重要な栄養素と考えられている。高齢者になってからの骨粗鬆症の発症を遅らせるうえで,若年層における骨の健康の最適化は必須だからである[32),33)]。

カルシウムは,小児の成長期における最適な骨の成長と発達のための主要な微量栄養素である。Leeら(1993年)は,香港の小児128人の長期観察研究で,橈骨遠位1/3部の骨塩量が,生後5年間のカルシウムの累積摂取量と関連性があることを発見した[34)]。また,介入研究でも横断的研究でも,小児と思春期の若者においてカルシウムが骨量増加に対しプラスの効果を有することが実証された。Bonjourら(1997年)は,牛乳に含まれるカルシウムが低年齢の小児(8歳女児)の骨形成を増加させることを,初めて実証した。カルシウム補給群には,850 mg/日のカルシウムを供給するようカルシウム強化した食品を1日2種類,1年間摂取させた。両親には,朝食もしくはおやつとして,提供されたカルシウム強化食品を子どもに摂取させるよう指導した。さまざまな種類のカルシウム強化食品(ケーキ,ビスケット,フルーツジュース,粉末のチョコレートドリンク,チョコレートバー,ヨーグルト)が提供された。対照(プラセボ)群には,エネルギー,タンパク質,脂質,ミネラル含有量の面では同じであるがカルシウムは添加していない同様の製品を

3. 各ライフステージにおける栄養と運動

表4-1 生涯にわたる最適な骨の健康のための微量栄養素（1日の推奨栄養摂取量を含む）

微量栄養素	骨における役割	食事による供給源	4〜8歳	9〜13歳	14〜18歳	19〜50歳	51〜70歳	70歳超
カルシウム (mg)	骨の無機基質にとって必要不可欠な成分。ヒドロキシアパタイト結晶として存在する。骨の構造と強度を提供する	牛乳・チーズ等の乳製品，豆腐，イワシの缶詰（骨を含む），パン，ホウレンソウ，クレソン	800	1,300	1,300	1,000	1,200	1,200
リン (mg)	骨の無機基質にとって必要不可欠な成分。ヒドロキシアパタイト結晶として存在する。骨の構造と強度を提供する	牛乳，チーズ，イワシ	500	1,250	1,250	700	700	700
マグネシウム (mg)	骨基質内のヒドロキシアパタイト結晶を安定化させる。骨の強度と構造に貢献し，骨の代謝回転については調整役を果たす	食品全般に含まれる	130	240	410* 360**	〜420* 〜320**	420* 320**	420* 320**
亜鉛 (mg)	骨の石灰化と成長，そして骨コラーゲンの発達に関与するいくつかの酵素（アルカリ性フォスファターゼなど）の必須補因子	カキ，赤身肉，豆類，ナッツ，全粒粉の食品（フィチン酸含有食品においてはバイオアベイラビリティが低下する），乳製品	5	8	11* 9**	11* 8**	11* 8**	11* 8**
ビタミンD (μg)	血清と骨の重要な調整役。カルシウムの腸管吸収と腎臓での再吸収を増大させ，骨基質を石灰化を促す。食事によるカルシウムが不十分な場合，ビタミンDとPTHが骨からカルシウムを動員する	日光の皮膚への作用，脂肪分の多い魚，ナッツ，強化牛乳，マーガリン，強化オレンジジュース（おもに米国）	5	5	5	5	10	15
ビタミンC (mg)	コラーゲン合成におけるリジンとプロリンのヒドロキシル化の必須補因子	果物と野菜，フルーツジュース	25	45	75* 65**	90* 75**	90* 75**	90* 75**
ビタミンK (μg)	合成において骨基質タンパク質（オステオカルシンなど）のカルボキシル化に必要とされる	マイクロフローラの生成，野菜（ブロッコリー，キャベツ，ニンジン，カリフラワー，ホウレンソウ，レタス）	55	60	75	120* 90**	120* 90**	120* 90**

米国における適切な摂取量（AI）。*：男性，**：女性

文献29)-31)より改変

1日2種類摂取させた。興味深いことに，補給終了の後も3年半近くにわたって，有益な効果の維持が示唆された。この骨量への長続きするプラスの効果は，この研究で使用されたカルシウムが，特定のミルクカルシウムであった[35),36)]ために得られたのかもしれない。興味深いことに，他の研究でも，全乳に含まれるカルシウムが，低年齢の女児の骨の成長に有益な効果を与えることが観察された[37)]。成長する骨への有益な効果は，牛乳中に存在するカルシウム塩の薬理学的特性によるものだという仮説が提唱された[35)]。興味深いことに，牛乳以外のカルシウム源を使用した場合にはこの仮説が当てはまらない。したがって，牛乳に含まれるカルシウム以外の天然物質が追加的な骨強化特性を持つ可能性が示唆された。さらに，ミルクカルシウム以外のカルシウム補給形態（例えば，クエン酸リンゴ酸塩もしくは炭酸塩）を用いた研究では，カルシウム補給終了後，骨量増加に対する長期的なプラスの効果は示されていない。

（b）ビタミンD　ビタミンDは，カルシウムとリンの恒常性を維持することで，骨代謝において非常に重要な役割を果たす。ビタミンDが，カルシウムの腸管吸収と腎臓での再吸収の両方を増加させることが臨床研究によって示されている。ビタミンDが，骨格，腎臓，副甲状腺，そして筋肉組織を主としたいくつかの標的臓器に作用することは，古くから知られている。ビタミンDの欠乏は骨格の不十分な石灰化へとつながり，小児にくる病を引き起こす。そのため，ビタミンDは，健康な石灰化された骨格の発達にとって非常に重要である。思春期の若者に関する近年の研究データから，ビタミンDの欠乏および不足が小児の骨の健康に有害となっている可能性があることが示された。Lehtonen-Veromaaら（2002年）は，フィンランドの9〜15歳の女児を対象とした3年間の長期研究において，25(OH)Dのベースライン値が，腰椎および大腿骨頸部の3年間に及ぶ骨密度（bone mineral density：BMD）の変化と正の相関関係があることを発見した[38)]。フィンランドの別の研究では，Outilaら（2001年）により，14〜16歳の女児の13.5%に重度の，62%にわずかなビタミンD欠乏がみられることが示された[39)]。Viljakainenら（2006年）がフィンランドの思春期の女子を対象に実施

した12カ月に及ぶビタミンDの介入研究の結果では，10μgのビタミンDの補給が，大腿骨と腰椎の骨塩量の大幅な増加につながることが実証された[40]。しかし，デンマークの女児（平均年齢11歳）を対象に12カ月間実施されたランダム化プラセボ対照試験の予備段階の結果においては，ビタミンDの200IU/日および400IU/日（5～10μg/日）のいずれの用量においても，全身および腰椎の骨密度に対する有意な効果はみられなかった[41]。最大骨塩量獲得を最適化するためのカルシウムとビタミンDの複合効果に関しては，さらなる研究，特に，カルシウムの低摂取が習慣化している小児を対象とした研究が必要である[42]。

増大する科学的証拠から，世界中の小児および思春期の若者の間で，ビタミンD欠乏が高い率で発生していることが示されている。最近では，先行文献に基づいて，世界6地域におけるビタミンDの摂取状況がレビューされた。地域として含まれたのは，アジア，ヨーロッパ，中東およびアフリカ，南米，北米，そしてオセアニアである。このレビューによって，世界のさまざまな地域において，くる病が依然として健康問題となっていることが明らかとなった[43]。

最近実施されたあるランダム化介入試験によって，ビタミンDの補給が，初潮前の女児の骨量を増加させるだけでなく，除脂肪体重に対して有益な影響を与えることが明らかとなった。El-Hajj Fuleihanら（2006年）は，179名の健常な女児にビタミンDを1年間補給したことによって，除脂肪体重，骨面積，骨塩量が大幅に増加することを実証した。被験者らは，二重盲検法に則って無作為に3群に割り付けられた。各群には，週1回，ビタミンD_3のサプリメント〔ビタミンD低用量群：200 IU（5μg相当）/日，高用量群：2,000 IU（50μg相当）/日〕，もしくはプラセボとして油が投与された。ビタミンD投与群は両群ともに，除脂肪体重が大幅に上昇増加し，複数の骨格部位における骨面積，骨密度や骨塩量の増加傾向が一貫してみられた。これらの変化は，低用量群では腰椎の骨密度，高・低用量群では転子の骨塩量で有意であった。当初は，すでに初潮を迎えた女児も対象者に含まれていたが，年齢の高いこのグループにおいては，前述のパラメータへのビタミンD

投与の影響はみられなかった[44]。

③ 最適な骨の健康に重要なその他の微量栄養素

カルシウムとビタミンD以外の栄養素も，高齢期における骨密度の獲得および骨の維持にとって重要であることを示す科学的証拠が増えている（表4-1参照）。

（a）マグネシウム　マグネシウム欠乏は，カルシウムの代謝を変化させ，低カルシウム血症およびビタミンDの異常を引き起こす。Wangら（1999年）は，思春期前の女児（9〜11歳）における食事からのマグネシウムが，若年成人期（18〜19歳）の骨量および骨の質に及ぼす効果について評価を行った。その結果，被験者グループの思春期前のマグネシウム摂取量（平均値238 ± 74 mg/日）と，数年後の同グループの骨を定量的超音波法（QUS）で測定して得られた特性との間には，正の相関があることが実証された。これは，マグネシウムが骨の成長と発達にとって重要であることを示すものである。しかし，被験者数が少なかったことが制限要因となったので，著者らは，食事からのマグネシウムと，思春期前および思春期における骨格の発達との関係を確認するための詳細調査を実施すべきであると提案した[45]。

（b）亜鉛　亜鉛は，骨組織中に比較的大量にみられる。これは，軟骨細胞，骨芽細胞，線維芽細胞の細胞複製および分化を含む，骨格の発達に亜鉛が重要な役割を果たしていることを示すものである。亜鉛の補給は，亜鉛欠乏で低身長の小児の成長を促すうえで効果があることが示されている。Nakamuraら（1993年）は，軽度から中程度の亜鉛欠乏を示す，思春期前の低身長の日本人の小児に対し，6カ月間の亜鉛補給（5 mg/日）を実施した結果，身長発育速度と血清オステオカルシン（骨形成マーカー）が増加したことを示した[46]。著者らは，補給を実施した小児はカロリー摂取量が極めて大きく増大したが，対照群ではそのようなことは起こらなかったと報告した。したがって，亜鉛補給には，食欲増進作用があるのかもしれない。しかし，研究期間全般に及ぶ体重変化については記録されていないため，これを確認することは困難である。

Fonsら（1992年）が行った研究では，血清亜鉛値が低い25名の成長の遅

れた小児と，25名の血清亜鉛値が正常である低身長の小児（平均年齢12.5歳）において，亜鉛欠乏の調査が実施された。血清亜鉛値が低い小児では，骨年齢が遅延しており，成長速度が大幅に低値であった[47]。しかし，小児に関する科学的文献がとても少ないことを考慮すると，亜鉛が骨の成長に及ぼす効果について明確な結論を下すことは困難である。

（c）ビタミンC　ビタミンCは，リジンおよびプロリン水酸化の共同因子であり，骨のコラーゲンの架橋に必要とされる。ビタミンCの摂取が不十分であると，骨芽細胞分化率が低下，または，成熟前に退化する可能性のある異常コラーゲン線維が合成されるため，骨再形成に悪影響を及ぼす可能性がある[48]。GunnesおよびLehmann（1995年）は，ノルウェーの小児および思春期の若者（8〜17歳）において，カルシウム摂取に加えてのビタミンCの摂取が，前腕の骨密度と正の関連性を示したと報告した[49]。

（d）ビタミンK　ビタミンKが小児の骨に及ぼす影響を調査した研究はこれまでにほとんどない[50]。Kalkwarfら（2004年）が最初に，米国で，健常な女児（$n=245$，3〜16歳）のビタミンK摂取の影響と骨代謝回転および骨量の状況を調査して，小児期と思春期における正常な骨量増加との関連を，4年間の縦断的研究で調べた。その結果，典型的な米国式の食事（ビタミンK 55〜75μg/日）を摂取する健常な女児では，より良好なビタミンK状態は，骨代謝回転低下に関連することが示唆された[51]。近年，van Summerenら（2008年）は，307名の健常な小児（平均年齢11.2歳）において，ビタミンK状態の向上が，体全体の骨塩量および骨密度の向上と関連することを発見した。さらに興味深いのは，補給されたビタミンKの種類である。メナキノン-7はビタミンK_2としても知られているが，ビタミンK_1よりも有効かもしれない[52]。ただし，これについてはさらなる研究による検証が必要とされる。小児期および思春期におけるビタミンKの骨塩増加に対するプラスの効果を確認する目的で，さらに多くのビタミンK介入研究を実施すべきである。

④　タンパク質とカルシウムの相互作用

タンパク質は骨の主成分で，骨の体積の50%近くを占め，骨量の約30%

を占める。事実,骨代謝回転にはタンパク質の継続的な供給が必要とされる[53]。したがって,タンパク質の低摂取は,骨量を減少させる可能性がある[54]。

小児および思春期の若者における食事からのタンパク質の摂取は,骨の成長と骨量の増加に影響を及ぼす[55]。栄養を適切に摂取している小児および思春期の若者において,"正常"な範囲内でのタンパク質摂取量の変動が,骨格成長の変調に関与し,最大骨塩量を獲得するうえでの遺伝的潜在能力が変化するようである。

前向き観察研究では,カルシウムおよびタンパク質の摂取のどちらも,特に思春期の成熟開始前は,骨塩量獲得の独立変数であることが示されている[55]。さらに,思春期前の男児における骨密度/骨塩量の変動は,自発的なタンパク質の摂取と正の相関を示した[56]。また,Chevalleyら(2005年)は,カルシウム補給の好ましい効果は,タンパク質摂取量が少ない小児および思春期の若者では,ほとんどの場合に,検出可能であることを実証した。タンパク質摂取量が多いと,カルシウム補給の効果は有意でなかった。食事からのタンパク質摂取量が多い場合には,最適な骨の成長に必要とされるカルシウム量は低くなることを示していると考えられる[57]。さらに,Chevalleyら(2008年)は,近年,思春期前の男児において,タンパク質の摂取量が多い〔1.7 g/体重(kg)/日〕と,身体活動が骨塩量に与えるプラスの影響が増大することを実証した[58]。

栄養面での環境要因が,小児期および思春期の特定期間の骨蓄積に影響を与えるようである。9～19歳の女子および男子被験者を対象に実施された前向きコホート研究で,摂取したすべての食品重量を計量するという5日間の食事日誌手法を用いて,1年の間隔を置いて2回,食事摂取の評価を実施した。この思春期の若者コホートにおいては,腰部および大腿部の骨量の1年間の増加とカルシウムもしくはタンパク質摂取量との間に,正の相関関係がみられた。この相関関係は,思春期前後もしくは思春期後の若者では有意差がなく,おもに思春期前の小児において有意差が認められた。その統計的有意性は,自発的なカルシウム摂取を調整した後も存続した[55),59]。

2）小児および思春期の若者の骨塩量最大化における身体活動の役割

　運動量の少ない小児よりも運動量の多い小児のほうが，骨量が高いことが観察されている[60]。さらに，高い衝撃力を伴う身体活動（体操，バレエ，体重負荷運動など）に参加する小児のほうが，衝撃力の低い身体活動（ウォーキングなど）もしくは体重負荷のかからない身体活動（水泳など）に参加する小児よりも，骨量が高い[61),62)]。また，適度な身体活動，レクリエーション的な遊び，骨に負荷をかけるよう設計された学校規模での運動介入への参加は，骨格の部位によって骨塩量を1～5％とやや増加させることもわかった[63]。近年の研究は，低強度から中強度の衝撃力よりも，高強度の衝撃力を急速にかけたほうが，骨量が増加するという理論に基づき，ジャンプやその他の衝撃力の大きいアクティビティに重点を置いている[64),65)]。ジャンプの際の地面反力は体重の6～8倍にも達し，体操の動きのなかには，体重の10～15倍の力を生み出すものもある。これとは対照的にウォーキングもしくはランニング時の地面反力は，体重の1～2倍である[66]。小児を対象とした介入研究の大半は，学校プログラムの一環として実施されたもので，継続期間は7～20カ月であった[67]。これらの研究では一様に，実験的な衝撃力の大きいジャンプや健康体操プログラムに参加した小児のほうが，通常の身体活動プログラムに参加した小児に比べて，骨量が大幅に増加したことが示された。Baileyら（1999年）が実施した画期的な研究では，正常に活動的な小児が6年間成長する間の骨塩量の増加を評価した。最も活動的であった小児は，最も活動的でなかった小児と比べて，研究期間中を通して骨量がより増加し，成熟時の骨塩量が多かった。この証拠に基づき，小児の身体活動には，ジャンプ，スキップ，ランニングなど比較的大きな地面反力を発生させるような身体活動，そして可能であれば強化訓練[68]を含み，さらにこれらの活動を，エネルギーバランスを考慮して行うことを勧める。小児のエネルギーバランスがマイナスに傾いていた場合には，体重負荷運動が骨塩量に与える効果はそれほど大きくないと推測される。

3）成長期の最適な骨の健康のための栄養と運動との相互作用

　運動と栄養は，小児期と思春期の最適な骨の健康にとって必要不可欠であ

り，重要かつ修正可能なライフスタイル因子として個別に認識されている。運動が骨に与えるプラスの効果は，増え続ける数々の証拠によって裏づけられているが，適切な栄養も関与していると考えられる。さらに，運動および/または栄養の有無が，骨の健康に影響を及ぼすとする証拠が得られつつある。カルシウムとタンパク質は，成長期の最適な骨量の増加に必要な2つの必須栄養素であることが知られている。また，複数の臨床研究によって，カルシウム摂取が運動に対する骨の反応を変えることが実証されている。しかし，タンパク質と運動との相互作用について調査した研究が存在しないため，タンパク質の摂取が，成長期の骨量と幾何学的構造を変えるかどうかについては明確になっていない[69]。

栄養と運動に関する新たな科学分野は，ビタミンDが成長期の最適な骨の健康に与える影響である。Wardら（2009年）によって実施された最近の研究では，新たなジャンプ速度評価基準を用いて，下肢の骨格筋機能がビタミンDの状態によってどのような影響を受けるかを調査した。月経開始後の思春期の女児（12～14歳）のグループにおいては，血清中25(OH)Dが，筋力，力，速度，そしてジャンプの高さと明確な関連性があるという結果が出た[70]。しかし，血清中ビタミンDと筋力とを関連づけるうえで，著者らが活動レベルを補正しなかったことに，この研究の限界がある。

結論として，最近の研究により，最適な骨格の健康にとっては定期的な体重負荷運動と適切な栄養が必要であることが示された[69]。

4）成長発達期におけるエネルギー，炭水化物，タンパク質，脂質の役割

成長と発達の促進，エネルギーの供給，そして健康および学業の達成にとって，十分かつ健康的な栄養習慣は決定的に重要な意味を持つ。身体的に活発な若者の成長発達期においては，運動参加のための栄養の最適化が重要な要素である。身体活動の燃料となる基本的な主要栄養素は，おもに炭水化物と脂質である。逆に，骨格筋の再構築と成長のためには，十分なタンパク質の摂取が必要とされる。さらに，身体活動を行っている小児および思春期の若者にとって，正常な成長をサポートし，エネルギー消費の増大によるエネルギー欠乏を回避するためには，十分なエネルギー摂取が非常に重要である

表4-2 身体活動を行っている若者のための主要栄養素の推奨摂取量

～65%	炭水化物—穀類,野菜,果物 約7～10g/kg体重/日	
～15%	タンパク質—魚介・肉類,乳・乳製品,豆類 約1.2～1.7g/kg体重/日	
～20%	脂質—脂肪と油脂 約1～2g/kg体重/日	

(主要栄養素の推奨摂取量については表4-2参照)。不十分なエネルギー摂取が長期にわたって続くと,筋肉量の減少,低身長,思春期の遅延,最大骨塩量の不足,月経機能不全,そして,けん怠感・怪我・病気のリスク増大につながる可能性がある[71]。さらに,運動量が多い長距離走,体操,跳躍種目に参加する思春期の一流女性競技選手は,より軽量で引き締まった体型を追及する結果,不十分なエネルギー摂取状態と摂食障害の危険性が高まり,"女性競技者三主徴症候群 (Female Athlete Triad)"[72] と呼ばれる状態に陥る可能性がある。

5) 活動的な若者のタンパク質推奨摂取量

タンパク質は,すべての組織(骨格筋および骨など)および内臓に形と機能を提供するだけでなく,ホルモン,酵素,免疫細胞として機能するという点で重要である。タンパク質は通常,休息時および軽い運動中に消費されるエネルギーの5％未満を供給している[73]。しかし,運動時間が長くなると,肝臓のグルコース新生を通して血糖値の維持に貢献する[74]。タンパク質は約4kcal/gのエネルギーを供給する。現在のタンパク質の1日当たりの推奨

表 4-3 異なる年齢層の炭水化物，脂質，タンパク質の食事摂取基準（DRIs）

年齢層（歳）	主要栄養素		
	炭水化物（g/日）	脂質（g/日）	タンパク質（g/日）
小児　4～8	130	ND	19
男性			
9～13	130	ND	34
14～18	130	ND	52
19～30	130	ND	56
31～50	130	ND	56
51～70	130	ND	56
70超	130	ND	56
女性			
9～13	130	ND	34
14～18	130	ND	46
19～30	130	ND	46
31～50	130	ND	46
51～70	130	ND	46
70超	130	ND	46
妊婦	175	ND	71
授乳期	210	ND	71

ND：未定。
出典：食品栄養委員会（Food and Nutrition Board），米国医学研究所（Institute of Medicine）

摂取量（recommended daily allowances：RDA）は，一般集団の場合には0.8 g/体重（kg）/日であり，これは窒素バランスの研究に基づいた数値である〔米国およびカナダの食事摂取基準（dietary reference intakes：DRI）〕[75]については表4-3参照〕。

しかし，小児および思春期の若者，なかでも特に，運動プログラムに参加している活動的な若者のタンパク質推奨摂取量の根拠となりうる十分なデータはない。したがって，これらの思春期の若者の場合，座りがちな生活をしている小児/思春期の若者と比較して，推奨摂取量がやや高い可能性があるとしか推測できない。さらに，活動的な若者にとって，タンパク質が不足した場合には，思春期の発育を遅延させ，成長および筋肉の発達を乱し，最終

的にパフォーマンスに影響を及ぼす可能性がある。そのため,十分なエネルギーを供給するバランスの取れた食事からのタンパク質摂取が重要である。エネルギーおよびタンパク質必要量に関するFAO/WHO/UNUの専門家合同会議の報告書は,座りがちな生活をしている成人のRDAよりもやや高めの推奨摂取量である0.8 g〜1 g/体重(kg)/日を思春期の若者に対して提案した[76]。このやや高い推奨量は,思春期の若者はまだ成長過程にあるという事実に基づくものである。しかし,この推奨量は,運動訓練プログラムの参加者というよりは,活動的でない(もしくは適度に活動的な)思春期の若者の推奨量をベースにしている。興味深いことに,Boisseauら(2007年)のデータは,14歳の男子運動選手のタンパク質必要量が活動的でない思春期の男子のRDAを上回ることを示しており,RDAとして1.4 g/体重(kg)/日[77]を提案した。タンパク質の推奨摂取量にかかわらず,O'Connor(1994年)とLemon(1998年)[78],[79]が示したように,欧米社会の食事に関するデータは,若い運動選手が1.2〜2 g/体重(kg)/日のタンパク質を摂取していることを一貫して示している。さらに,Lemonは,全エネルギー摂取量がエネルギー消費量と一致した場合には,タンパク質の必要量は通常,容易に満たされることを示唆している[79]。

　タンパク質代謝が小児と成人とでは異なることを実証する科学的な証拠はなく[80],したがって,活動的な若者においてタンパク質必要量が増加するのは運動と成長の影響であって,その小児のタンパク質代謝障害の結果ではない。しかし,成長期の小児にとって除脂肪体重の最適な増加は非常に重要であるため,こうした年少人口において,運動がタンパク質利用に及ぼす潜在的な影響について詳しく検討することが必要である。Bolsterら(2001年)は,健常な思春期前の8〜10歳の男児および女児において,有酸素運動プログラム(5日/週のウォーキングプログラムを6週間継続,各運動セッション時間は45〜60分)に反応して,全身のタンパク質利用が明らかに変化することを実証した[81]。彼らは,男女グループともに,運動プログラムが,タンパク質代謝回転を低下させることを発見した。Pikoskyらによる別の研究では,6週間の筋力トレーニングプログラムが,思春期前の7〜10歳の男児およ

び女児の全身タンパク質利用に与える影響について調査を行った。筋力トレーニングは上半身の強さを向上させたが，これが小児のタンパク質利用に明らかな影響を及ぼしていた。すなわち，研究終了後，よりポジティブな窒素バランスを伴うタンパク質代謝回転の低下（ダウンレギュレーション）が観察されたのである[82]。しかし，小児におけるそのような運動プログラムがタンパク質利用に大きな影響を与え，全体的な成長に長期にわたって影響を及ぼすのかどうか[83]，そして，栄養（おもにタンパク質）がこれらの反応にどのような影響を及ぼすのかという疑問が残る。

(2) 身体的に活発な成人
1) 成人の身体活動のための栄養の最適化

身体的に活発な成人は，活動的でない成人に比べて一般的により健康であり，循環器疾患，2型糖尿病，がん，肥満といった慢性疾患を発症するリスクが低い。全体的にみると，活動的な成人は体重および身体組成がより健康的であるなど，より良好な健康状態にあるが，これはおもに除脂肪体重の量および質が高いことによるものである。これらは，これまで研究対象となった男性，女性，またどの人種・民族の人々でも獲得できる。成人の場合，毎週最低150分（2.5時間）の中強度の有酸素運動に相当する運動を行った場合に，これらの健康効果のほとんどが得られる。非常に健常な成人の場合，中強度の運動とはランニングかもしれない。健常な高齢者の場合には，速めの歩調で歩くことかもしれない。また，さらに身体活動を増大させることによって，成人はより多くの，そしてより広範囲な健康効果を得る。筋肉強化運動もまた健康効果を提供し，成人の全体的な身体活動計画にとって重要な部分である。さらに，適度な運動と健康的なライフスタイルの組合わせが人生をより長くより健康に生きるうえで有益であることを，最近の疫学データが示している。加えて，ライフスタイルとしての栄養と運動介入は，おもだったいくつかの病気に対する薬剤介入と同等またはそれ以上の効果を上げてきている[2)-6)]。

① 座りがちな人・活動的な人・一流競技選手のタンパク質の1日当たりの推奨摂取量(RDA)

現在，タンパク質のRDAは運動レベルによって異なり，座りがちな人のタンパク質RDAは0.8 g/体重(kg)/日（表4-3），中程度の活動量の人の場合は約1.0 g/体重(kg)/日，非常に活動的な人の場合は約1.5〜1.7 g/体重(kg)/日とされている[84)]。

しかし，現在の1日当たりのタンパク質推奨摂取量の域を超えて，1日のなかでのタンパク質摂取タイミングと時間区分，そして厳密には運動訓練間近もしくは直後というタイミングが，タンパク質合成増大効果に大きく影響することを示す強力な証拠が出現している。

② 休憩を最適化するタンパク質の量とタイプおよび運動後のタンパク質合成

運動後の栄養摂取は，運動に対する急性代謝反応を大きく変化させ，運動によって引き起こされた骨格筋の適応を増大させることができる[85)]。タンパク質合成，そして最終的には身体組成を最適化させる（除脂肪体重の維持）

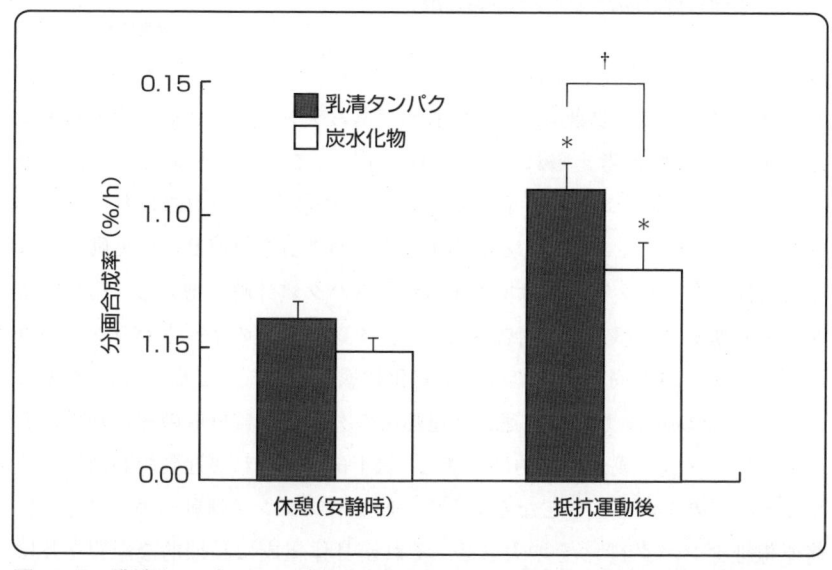

図 4-5　乳清タンパクおよび炭水化物に限定した反応としての休憩（安静時）および筋レジスタンス運動後の複合筋分画タンパク質合成

文献89)より改変

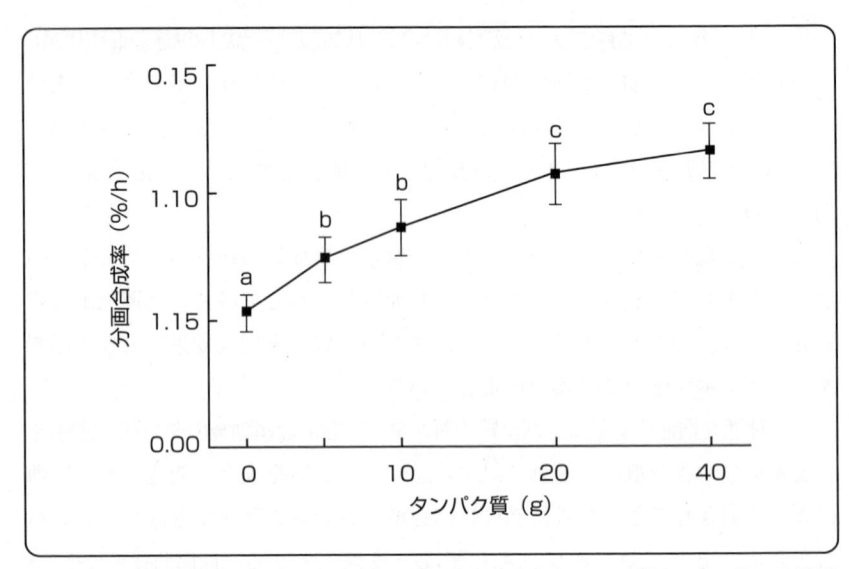

図 4-6 漸増用量の食事からのタンパク質への反応としての筋レジスタンス運動後の複合筋分画タンパク質合成

文献 92) より改変

　うえで必要不可欠な要素は，主要栄養素であるタンパク質とその特定のアミノ酸成分[86)-89)]だと考えられている（図4-5[89)]）。これは，タンパク質合成のスイッチを入れるためには，食事からタンパク質が摂取されなければならないという事実があるためである。事実，タンパク質を摂取せずに運動だけ行った場合，タンパク質合成は増大するがタンパク質分解も増大し，筋レジスタンス運動でタンパク質が消費されると，タンパク質のネットバランスが負となり，タンパク同化状態ではなく異化状態となる（詳しくは，以下のレビュー[90),91)]を参照）。さらに，運動と運動後のタンパク質摂取の複合効果によってタンパク質合成が相加的に増加し（図4-6[92)]），それが運動の刺激のタイプにとってのターゲットとなるようで，筋レジスタンス運動の場合には特に筋原線維タンパク質[93)]を増大させ，それが身体組成に長期的な影響を及ぼす[94)]。

　高タンパク・低炭水化物食などのエネルギー制限プログラムが，体重減少

に有効であるとする証拠が最近増大している。興味深いことに，高タンパク食の被験者は，低タンパク食の被験者よりも高い満腹感と全体的な満足感を報告することが多い。さらに，高タンパク食が大幅な減量につながり，減量の大半が脂肪量によるものだという興味深い知見がある。実際，高タンパク食は，除脂肪組織量の大幅な保持につながるという結果をこれまでに示している（レビューについては文献[95]および研究[96]-[98]を参照）。

ボディビルダーは，運動後のタンパク質の大量摂取（40g超）がタンパク同化作用を最大化させると長年信じてきた[99]。しかし，最近の研究により，タンパク質合成を最大化させるために必要とされる摂取タンパク質，特に必須アミノ酸の急性用量反応が，実際にはかなり少なく，必須アミノ酸量としては約4 g[89]から10 g[100]程度であることがわかった。これらの推定値を基にした適切な実施内容の，筋レジスタンス運動後の筋肉タンパク質合成に5つの漸増用量の食事性タンパク質が与える効果について調べた初の用量反応試験が，最近発表された（図4-5[89]）。この試験結果から，筋レジスタンス運動後に筋肉の同化作用を刺激する食事性タンパク質の最大有効用量があることが示唆された。さらに重要なのは，データはタンパク質の有効用量は約20 gと示されたことである（図4-6[92]）。タンパク質合成を最大化させる目的での筋レジスタンス運動後の総タンパク20gの摂取は，約9gの必須アミノ酸に相当するが，これは，前述の推定値によって裏づけられるものであり，休憩状態でのタンパク質摂取時にみられたものとも非常によく似ている[100]。しかし，これらの研究は，比較的均質な被験者グループを対象に実施されたものである（体重70～85kgの白人の若い男性）。したがって，標準体重の健常男性でみられたこの用量反応が，極端な体重グループ（小柄な女性運動選手または非常に体の大きいパワー系の運動選手など），あるいはエネルギーバランスが負の状態，または"タンパク同化作用に抵抗性を示す"高齢者の筋肉（後述）においても同様であるかどうかについては調査が待たれる。

複数の研究によって，タンパク質合成のスイッチを入れるために必要とされるのは，必須アミノ酸だけであることが間接的に明らかとなり[101),102)]，また，いくつかのデータセットを組み合わせ，同じような被験者と手法を用い

たTiptonとWolfeによるレビューも，これを確認している[103]。また，筋レジスタンス運動後3時間の回復期のタンパク質合成の増加において，必須アミノ酸12gもしくは混合アミノ酸12gの摂取は，必須アミノ酸6gを炭水化物35gとともに摂取するのと同程度の効果であることも，このレビューによって明らかとなった。ここでもやはり，タンパク質合成を最大化させる必須アミノ酸の活性急性用量がおよそ6～8g程度であることが確認されている。

Katsanosら（2008年）による最近の研究では，乳清タンパク摂取時のほうが，その構成要素である必須アミノ酸の摂取時よりも筋肉タンパク質量が増大することがわかった[104]。この研究では，必須アミノ酸サプリメントは6gであり，乳清タンパクサプリメントにも全く同じ6gの必須アミノ酸が含まれていたという事実にもかかわらず，乳清タンパクサプリメントのカロリーはほぼ2倍で（60 kcal vs. 27 kcal），タンパク質バランスがより良好であった。これは，エネルギーバランスが，タンパク質合成の最適化に影響を及ぼしている可能性があることを示している。さらに最近になり，Tangら（2009年）は，乳清タンパク質加水分解物の摂取が，休憩時および筋レジスタンス運動後のどちらにおいても，カゼインまたは大豆タンパク以上に筋肉タンパク質合成（MPS）を刺激することを研究で実証した。乳清タンパク質加水分解物摂取群における分画タンパク質合成率は，休憩時の筋肉中では大豆よりも大きい傾向にあったが，これは統計的に有意とはならなかった。筋レジスタンス運動後，乳清タンパク質加水分解物は大豆と比較して筋肉タンパク質合成を著しく上昇させた。これらの差は，タンパク質の消化の速さ（迅速な消化vs.遅い消化），もしくは各タンパク質のロイシン含有量のわずかな差に関連しているのかもしれない[105]。

牛乳摂取の有効性は，純粋なアミノ酸または分離タンパク質（乳清など）による栄養補給をはるかに凌駕することが，近年の複数の研究によって実証された。12週間の長期試験では，Hartmanら（2007年）は，炭水化物ドリンクまたは大豆飲料よりも，牛乳を摂取したほうが除脂肪体重を増加させることを実証した。この試験では，すべての飲料のタンパク質およびエネルギー含量が同等であった[106]。興味深いことに，急性の筋肉再構築を含む運動お

よび活動後の急速な回復において，牛乳が，他のタンパク源と同様に優れていることを最近の複数の研究が実証している[107)-110)]。さらに，体に潤いを与えたり，暑さに曝された後で水分補給をするうえで，牛乳が水または同等物よりも実際に優れており，スポーツドリンクよりもよいことが複数の研究によって実証されている[111)-114)]。最後に，牛乳は，そのエネルギー含量およびタンパク質と炭水化物との混合物だということによって，健常な若者[106),115)-117)]においても，また高齢者[118)]においても，トレーニングプログラム中に筋肉を増強し維持するうえで，他のタンパク質サプリメントよりも効果が高いことも，最近の長期研究によって実証されている。ラクトース不耐性の問題がなければ，牛乳は総じて，カゼインやその他の水溶性タンパク[108),119)]などの牛乳の個別構成成分よりも優れているように思われる。このように，最近のいくつものレビューにおいて牛乳の効用が謳われている[120),121)]。

インスリンもまた，タンパク質代謝の調整因子として知られているが，一般に信じられているのとは逆に，血漿中インスリンがわずかに上昇して10μU/mL（ほとんどの食事で容易に到達するレベル）に達しただけでも，タンパク質合成を促進させるインスリンの効用が最大化する可能性があるようである[122)]。実際，インスリンは，より最適なタンパク質のネットバランスを可能にするために，どちらかと言えば筋肉のタンパク質分解を弱める役割を果たしている[123),124)]のかもしれない。すなわち，タンパク質合成において，インスリンは同化作用というよりは反異化作用としての影響力が大きいのかもしれない。しかし，この点についてはさらに詳しい解明が必要である。この説に従えば，炭水化物による刺激は，運動後のインスリンの放出を最大限にできる。運動後に，タンパク質サプリメントとともに炭水化物を補給した研究では，筋肉タンパク質合成に影響を及ぼすことなく，全身筋肉タンパク質分解が低下したと報告している[88),125),126)]。言い換えると，タンパク質合成を開始させるうえで必要とされるのは必須アミノ酸のみであるが，特定量の炭水化物（エネルギー）を追加補給することで筋肉タンパク質分解が弱まり，結果として最高のタンパク質バランスが達成されるようである。

2）成人においての運動と連動したタンパク質摂取タイミング

運動直前・直後のタンパク質摂取という、適切な摂取タイミングがもたらす効用を裏づける科学的証拠が蓄積されつつあり、それら研究の大半は筋レジスタンス運動トレーニング（RET）[127)-130)]を対象に実施されている。いくつかの研究では持久力運動をしている被験者を対象に栄養摂取タイミングを検討しているけれども、それらはおもに、筋肉修復のためのタンパク質と炭水化物の同時摂取についての研究であった[87),131)-133)]。

① 運動前の食事からのタンパク質摂取

筋レジスタンス運動トレーニングと運動前の食事からのタンパク質の摂取タイミングについては、さまざまな研究で調査が行われている。ある研究では、試験参加者らは、1回の急性筋レジスタンス運動[134)]の直前もしくは直後に6gの必須アミノ酸と35gの炭水化物を摂取した。フェニルアラニン摂取によって示される筋肉タンパク質のネットバランスの反応は、運動直前に溶液を摂取した場合のほうがかなり大きかった。運動直前にアミノ酸が提供された場合に筋肉タンパク質のネットバランスの反応が最大であったことがこの研究から示されたが、これは、運動によって誘発される血流増大と筋肉への必須アミノ酸の供給によるものであろう。しかし、総乳清タンパク[135)]の摂取はそのような結果を示さず、摂取が運動直前または直後のどちらであっても、タンパク質バランスには差が生じなかった。

② 運動後の食事からのタンパク質摂取

ある有酸素運動の研究において、Levenhaganら（2001年、2002年）は、60分間の運動直後にタンパク質（10g）を摂取すると、運動の3時間後に摂取した場合と比べて、脚部のタンパク質吸収とタンパク質のネットバランスが著しく増大する（脚部のタンパク質合成においては3倍を超える差）ことを実証した[132)]。しかし、この研究の弱点は、筋肉タンパク質合成を直接測定しなかったことである。同様の手法を用いた別の研究では、このアミノ酸・炭水化物混合物を筋レジスタンス運動の1時間後もしくは3時間後に摂取した場合において、筋肉タンパク質のネットバランスの差がみられなかった[136)]。総合すると、最大の効果を得るには、運動に近接したタイミングで適切なタ

ンパク質量（約20 g）を摂取すべきであると推奨できる。しかし，運動中はタンパク質合成が鈍化すると思われることを考慮すると，タンパク質摂取のベストタイミングは，運動直後であると思われる。

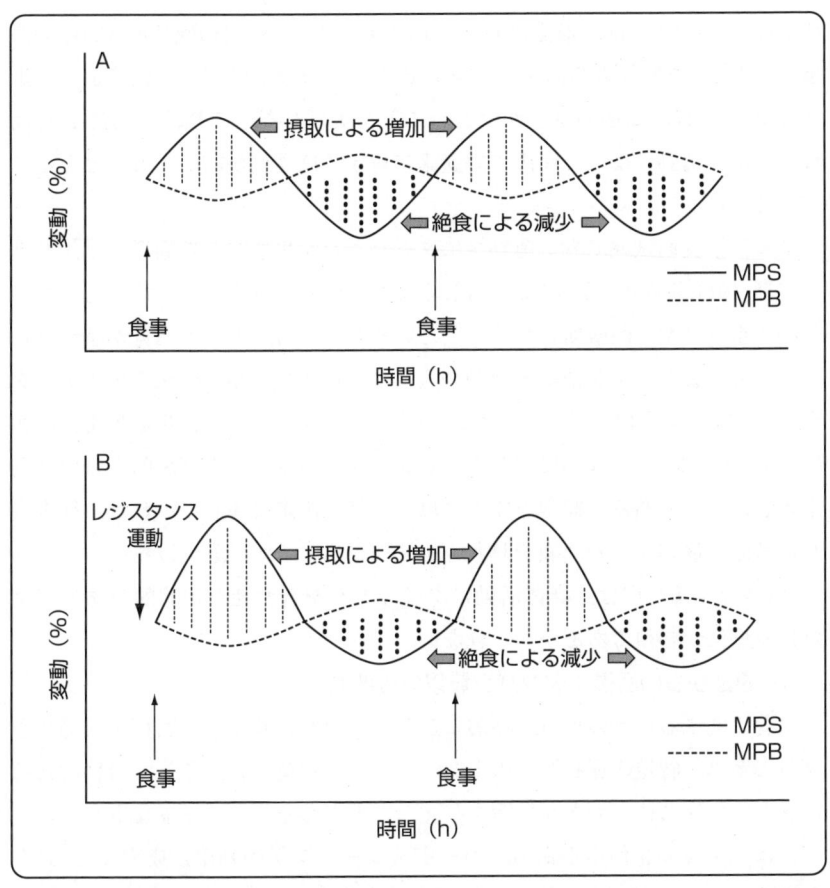

図 4-7 栄養および栄養と運動の相乗効果に応じたタンパク質バランスの理論的な日内変動

A：3回の食事（とアミノ酸摂取）に応じた，筋肉タンパク質合成（MPS）および筋肉タンパク質分解（MPB）の変動。
B：筋レジスタンス運動を伴う摂取に応じた MPS および MPB の変動。これらの同化的な刺激を慢性的に与えることにより，筋肉肥大となる。

文献 138) より改変

筋レジスタンス運動トレーニング後の筋肉タンパク質合成の刺激は特有の経時変化を示し，臨界期は0〜3時間であり，運動後約48時間は（低下はするものの）高い状態が継続する。これは，アミノ酸（amino acid：AA）が筋肉に吸収されるチャンスが比較的大きいことを示すものである[137]。しかし，Burdら（2009年）は，最適用量を下回る乳清タンパク質分離物（約6gの必須アミノ酸）摂取後の筋肉タンパク質合成の急激な上昇が，休憩時よりも抵抗運動から24時間後のほうが大きいことを実証した。これは，最長24時間後までは，運動によって筋肉の栄養素に対する感受性が向上することを示している[138]。

さらに，長期試験でも，運動後にタンパク質を摂取した被験者では，プラセボ群（何も摂取しなかったか，もしくは炭水化物を摂取した）と比較して，除脂肪体重（LBM）が増加した[128],[130]ということから，上記の知見が裏づけられている。また，栄養補給と運動介入による最適化の相乗効果を示すデータがさらにある。図4-7[138]は，栄養（A；上のパネル）および栄養と運動の相乗効果（B；下のパネル）に応じた，タンパク質バランスの理論的な日内変動を表したものである。健常な成人の場合，特に高齢に達していれば，筋肉量を保持し，筋肉タンパク質を増加させる（筋肉タンパク質合成が筋肉タンパク質分解を上回る）には，身体活動にタイミングを合わせた戦略的なタンパク質摂取療法が必須であるかもしれない。

3）運動からの回復：タンパク質以外の要素

栄養に関する個々の推奨事項およびプロトコルに基づいて回復を最適化させることで，特定の運動選手のトレーニングの負荷，質，そして最終的にはパフォーマンスにも大きな影響を与えることができる。ハードなトレーニングには元来，異化作用がある。ハードトレーニングの効用が成立するのは，食事からのタンパク質摂取によって筋肉エネルギー貯蔵（おもにグリコーゲン）が回復し，新しいタンパク質が合成されるからであり，栄養が不可欠な要素となるのは回復期に限られる。分野を問わず，あらゆるスポーツ選手が驚くほど多様な運動による刺激を利用している。したがって，行った運動の方法・強度・継続時間に応じて，急速な回復のための栄養に関する推奨事項

も異なる。

　運動を終えたばかりの活動的な人が，短い回復時間しか取れない場合，グリコーゲン再合成速度を最大化させるためには，炭水化物をすぐに供給する必要がある。現代の研究では，回復期の最初の数時間は，1.2～1.5 g/体重(kg)/時間を全体の摂取速度として，少ない用量を頻繁に摂取する（例として，20～30分おきに20～30 gの炭水化物を摂取）ことを提案している[139]。この炭水化物摂取プロトコルは，レースとレースの合間，あるいは同日中のハードトレーニングのセッションの合間など，運動選手が短い回復時間（4時間未満）しか確保できない場合に特に重要となる。このような状況においてはまた，胃内容物排出を遅らせる脂肪の摂取を避けるべきである。

　より長い回復時間（24時間以上）および/または筋レジスタンス運動後の回復時間中は，筋肉グリコーゲン再合成，タンパク質合成速度，そして損傷を受けた筋肉組織の修復を最大化させるために，炭水化物と同時にタンパク質の摂取が必要不可欠となる。しかし，さまざまなタイプの運動刺激を受けた後の回復と適応を最適化させるための最も理想的な主要栄養素の組合わせ，摂取パターン，炭水化物および/またはタンパク質の種類（タンパク質 vs.タンパク質加水分解物），そして摂取タイミングについてはまだ明らかにされていない。

(3) 健康で活動的な高齢者
1) 骨格筋の健康のための栄養と運動の重要性

　2007年，WHOは，高齢者人口を6億5,000万人（世界の人口の約10%）と推定し，その数字が次の50年間で3倍に増加（約20億人）し，高齢者の約80%が開発途上国で生活しているであろうと予測した[140]。罹患率の上昇と入院/施設収容ニーズの増大により，この世界的な高齢化現象は，われわれの医療制度に大きな影響を及ぼすこととなる。したがって，骨格筋の健康を維持するために取り組むべき最も重要な要素のひとつは，老化による骨量・骨格筋量・体力の低下を軽減して，最適な日常動作を可能にし，転倒を防止し，生活の質を向上させることである。

日常的な肉体作業をこなすためには，一定の運動性が要求される。しかし，加齢による運動性の低下速度は個人差が大きい。高いレベルの身体活動を維持している健常な高齢者は，その後の人生においても運動性を維持する可能性が高い（各推奨事項については，88頁のガイドライン参照）。運動性の低下は，筋力の衰えと関係している。すなわち，運動性の低い人は，筋肉機能性レベルが低い傾向にある[141]。最近のあるレビューでは，身体活動がその後の機能障害の低下と関連していると結論づけている。さまざまな研究データから，身体活動，特にウォーキングが，体力と有酸素持久能を向上させ，機能的な制約を減少させることが明らかとなった[142]。

（a）骨粗鬆症　骨粗鬆症は，ヒトに苦痛を与えるという点と医療費の両面において，公衆衛生上の重要な課題である。また，骨粗鬆症は，骨吸収が骨形成を上回って骨密度の低下を引き起こし，その結果として多孔質の骨（図4-8）の増加につながる無症状疾患である。骨粗鬆症は無症状性であるため，診断されずに骨折が発見されるまで治療が行われないことがしばしばある。英国骨粗鬆症財団（NOS）の最近の疫学データでは，英国の50歳を超えた女性の2人に1人，男性の5人に1人が，生涯において骨粗鬆症性骨折を1回起こすと推定している[143]。さらに，この数字は世界中の男性の5人に1人程度になるかもしれず，オーストラリアでは60歳を超えた男性3人に1人という数字が示されている[144),145]。WHOが提案する骨粗鬆症の診断基

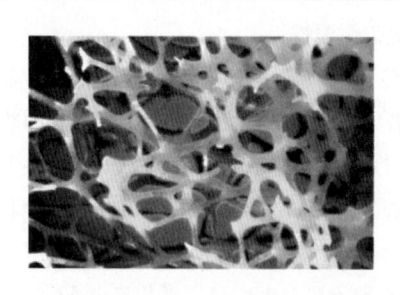

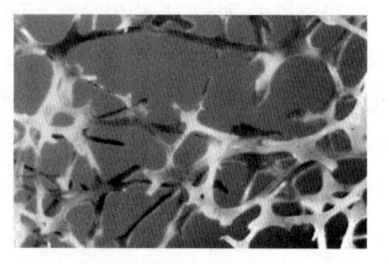

図4-8　正常な骨（左）と骨粗鬆症の骨（右）との比較
copyright：Nestlé Reseach Center

準は，母集団における若い成人女性の平均値よりも－2.5標準偏差以上低い骨密度（BMD）である[146]。また，最近になり，骨粗鬆症は，「骨折リスク増大の素因となる骨の強度障害によって特徴づけられる骨格障害である」と定義されている[147]。

（b）加齢性筋肉減弱症　加齢性筋肉減弱症（サルコペニア）は，機能的な骨格筋量と収縮性タンパク質の加齢に伴う低下である。40歳を過ぎると筋線維のサイズが年1～2％減少する[148]。こうした萎縮のおもな原因は，老化した筋肉が若い健康な筋肉と比較して，栄養素と運動に対して"同化"抵抗性を示すことにあるらしい[91),100]。見落としがちなことは，筋肉減弱症が実際には中年に始まり，筋肉量（30歳を超えると10年ごとに3～8％減少）と質（Ⅱ型筋"速筋線維"の減少）の低下によって特徴づけられるということである。こうした筋量の減少は，広範囲に及ぶ下肢筋群において最も顕著であり，外側広筋は20歳から80歳の間に40％も減少する。筋肉減弱症に関する詳細なメカニズムはまだ解明されていないが，中高年における筋肉の萎縮は，筋肉タンパク質合成速度と分解速度の不均衡によって筋肉タンパク質が減少した結果である。制御の中心となるのが筋肉タンパク質合成で，筋量を測定するうえでの主要因子である[149]。加齢による筋量の変化は，最終的に日常生活の機能面での低下および自立の低下を伴った，最大筋力の低下につながる[150]。60～70歳の人の30％超，および80歳を超えた人の50％超が，筋肉減弱症を発症している[151]。したがって，高齢期に骨格筋を最適化し維持することは，その後の身体の機能的強度にとって重要なだけでなく，糖尿病，インスリン抵抗性，循環器疾患，転倒といった疾病リスクを低下させるうえでも非常に重要であることを，多くの新しい証拠が示唆している。これらの代謝転帰が改善するおもな理由とは，骨格筋がエネルギー代謝率（relative metabolic rate：RMR）への最大の寄与因子であり，グルコース[152]と脂質酸化[153]の最大の処理場であるからである。

2）高齢者の筋骨格の健康にとって特に有益な栄養素──ビタミンDを中心に

ビタミンDは，わずかな数の食品にしか含まれていない脂溶性ビタミンである。おもには太陽光に含まれる紫外線（UVB）曝露後に皮膚で合成され

る。食事から供給されるビタミンDは約10〜20%であり，残りは通常，太陽光の皮膚への作用によって供給される[154]。ビタミンDを最も豊富に含む天然の食物源は脂肪分の多い魚だが，25μg/日を摂取するためには，膨大な量を摂取する必要がある。したがって，ビタミンDを適切に摂取するためには，ほとんどの人はビタミンDサプリメントによる補給，太陽光をより多く浴びること，または，これらを組み合わせることが必要である。とりわけ，日差しの少ない地域(北半球の冬など)の居住者には必要なことである。

世界中の高齢者の間でビタミンD欠乏症が高い率で発生していることが，増え続ける科学的証拠によって示されている[43]。注目すべきは，季節，緯度，皮膚の色素沈着，高齢化のほかにも，文化的な衣服習慣，ライフスタイル，大気汚染など多くの要素がビタミンD欠乏症と関連していることである。残念なことに，陽光溢れる国々の居住者もビタミンD欠乏症と無縁ではない。これはおもに，食習慣と日焼け防止指数（SPF）8の日焼け止めクリームの使用によるものである。こうした日焼け止めクリームを使用することで，皮膚によるビタミンDの合成が基本的に阻まれる[155]。

（a）ビタミンD，筋力，そして転倒　ビタミンDの補給は，高齢者の筋肉機能および転倒リスク低下に有益な効果を与えることがわかっている。毎年，65歳以上の高齢者のおよそ3人に1人が少なくとも1回転倒を経験し，転倒例のうち9％が救急処置室に搬送され，5〜6％は骨折している[156],[157]。今後，高齢化社会が予測されていることに鑑み，転倒リスク低下は公衆衛生上の問題となっている。ビタミンDは，ヒトの筋肉組織に存在するビタミンD特異的受容体によって調節される筋力に直接影響を及ぼす[158]。重度のビタミンD欠乏による筋疾患は，筋力の低下と痛みとして発現するが，ビタミンDを補給することで改善が可能である[159]。

さらに，臨床研究では，ビタミンD摂取状況が高齢者の筋力および身体能力と明らかに関連していることが示されている[160],[161]。しかし，すべての疫学研究において活動レベルに関する調整が行われたわけではないため，相関関係は因果関係とはならない。しかし，ビタミンDの補給は，高齢者において筋肉の機能とパフォーマンスを向上させ，転倒リスクを低下させると思

われる[162)-164)]。ビタミンD欠乏のリスクが高い高齢者を対象としたいくつかの試験において，ビタミンDの補給によって，筋力，機能，バランスが用量依存的に向上した。最も重要なことは，これらの効用が結果として転倒リスクの低下につながったことである[156),165)]。しかし，最終的な作用機序は依然として不明である。

Bischoff-Ferrariら（2009年）は，最近のメタ分析（8つの二重盲検ランダム化比較試験を含む）により，65歳以上の高齢者における転倒リスク低下のためのビタミンD補給効果が用量および25(OH)D濃度に依存することを示した。1日用量として700 IUに満たないビタミンDの補給，または血清25(OH)D濃度が60 nmol/L未満の場合には，転倒リスク低下は全く観察されなかった。ビタミンDの1日用量が700～1,000 IUの場合，または血清濃度が60～95 nmol/Lの場合に転倒リスクが19%低下した[157)]。

残念ながら，地域社会に暮らす高齢者の約50%がビタミンD欠乏状態にある可能性があり，約75%において，筋機能を高め骨折から守るうえで必要とされる25(OH)Dの血漿中濃度が臨界値に満たない可能性がある[162),166),167)]。

（b）**食事からのタンパク質，カルシウム，ビタミンDと骨折**　食事からのタンパク質は，高齢者の骨形成を刺激するために必要とされるアミノ酸を体に供給する[168)]。タンパク質の摂取量が低いと，インスリン様成長因子（IGF）の生成と効果が阻害され，骨塩量の獲得に悪影響を及ぼすことが示されている。IGF-1は，骨端成長板の軟骨細胞の増殖と分化を刺激し，骨形成細胞である骨芽細胞に直接影響することによって骨の成長を促す。また，IGF-1は，腎臓で25ヒドロキシビタミンD_3から活性型である1,25 ジヒドロキシビタミンD_3への変換を増加させ，それによって，カルシウムとリンの腸吸収増大に貢献する。さらに，IGF-1は，リンの腎尿細管再吸収を直接増大させる[55)]。Schurchらが行った介入研究では，股関節急性骨折後の高齢患者（平均年齢80.7歳±7.4歳）に6カ月間，20 g/日のタンパク質を補給した。これにより，対照群に比べて，タンパク質平均摂取量を1 g/体重（kg）/日，増加させた。ベースライン時にすべての患者はビタミンD 200,000 IUを1回摂取し，カルシウムを550 mg/日摂取した。また，同研究によって，6カ月

間に及ぶタンパク質経口補給によって，血漿中IGF-1濃度が80％上昇したことが実証された[169]。興味深いことに，タンパク質補給群の患者の整形外科病棟およびリハビリテーション病院での合計入院期間は，対照群と比較して有意に短かった。もちろん，入院期間が短くなれば，医療費の総額にも大きなプラス効果がある。また別のランダム化対照試験では，食事からのタンパク質の補給が，地域社会に暮らす女性高齢者の骨代謝に1年間にわたって有益な影響を与えた[170]。Dawson-Hughesら（2004年）が実施した研究では，肉類によるタンパク質摂取量を0.78 gから1.6 g/体重(kg)/日に増大させることによって，血清中IGF-I値が25％上昇したことを示した。さらに，タンパク質摂取量の増加は，24時間N-テロペプチド尿中濃度の低下が示すとおり，骨吸収指数の低下と関連性があり，全身骨塩量は9週間にわたり有意に増加した（$p<0.05$）[171]（タンパク質推奨摂取量については表4-3参照[75]）。

　食事からのタンパク質が骨の健康に及ぼす効果にカルシウム摂取がなぜ影響する可能性があるのかについては，いくつかの理由がある。2つの大規模な前向き研究であるFramingham Osteoporosis Cohort[172]およびThe Rancho Bernardo Study[173]では，参加者であった高齢男女で，動物性タンパク質摂取量の増加が，4年間に及ぶ骨量減少の緩和と関連していることが示された。別の2つの前向き研究からは，骨折の発生が高タンパク質摂取と関連性があるとする証拠が示された[174],[175]。実際，食事からのタンパク質が骨の健康に及ぼす有益な影響と有害な影響とのバランスについては，長年論争が行われている。食事からのタンパク質は，含硫アミノ酸の酸化の結果としての酸産生のおもな寄与因子であることがわかっており，pH値の低下が造骨および破骨細胞活性のバランスに影響し，尿中カルシウム排泄を増加させる。しかし，総合的にみると，閾値はまだ明らかにされていない。カルシウム摂取量が1日当たりの推奨摂取量の範囲内であるかぎり，適切な量のタンパク質は，骨の健康においてのみならず，骨格筋の量および質の維持においても有益な役割を果たすと考えられる。

　高齢者の骨の最適な健康に役立つその他の微量栄養素は，このほかにもいくつかある（表4-1参照）。

3）体重減少の影響と骨の健康

　高齢者はしばしば低栄養状態にあり，それが時間の経過とともに体重減少につながり，骨粗鬆症および骨折リスクの一因となる可能性があることは，文献で十分説明されている。確かに，体重減少は，カルシウムやタンパク質といった骨の健康にとって特に重要な栄養素や，エネルギー摂取の低下と関連がある。高齢の男性および女性においては，体重と体重負荷のかかるいくつかの部位における骨量との直接的な相関関係が確立されている[176),177)]。確かに，閉経後の低体重の女性，とりわけ減量食を実践している場合に，骨粗鬆症性骨折リスクが増大することを，最近の研究が一貫して実証している。その一方で，男性を対象とした従前の疫学研究では，大腿骨の骨量減少は老齢期まで継続し，体重が減少している男性においてより顕著となることが示されている[172),178),179)]。しかし，骨量減少速度を測定するうえで，ライフスタイル要因の役割に注目した研究は少ない。さらに，意図的ではない体重減少の場合には骨折リスクがより増大するけれども，意図的な減量では骨代謝を調整するので，特に高齢者においては骨への有害作用は低下する。Ensrudら（2005年）は，さまざまな理由により，高齢女性の体重減少が，骨量減少および股関節骨折の高い発生率と関連性がある可能性を示唆している[180)]。体重負荷のかかる骨格への機械的負荷が低下することによって骨再形成が修正される可能性があり，それと同時に骨吸収が上昇することで股関節および腰椎の骨量減少の増大につながる可能性がある[181),182)]。最後に，意図的ではない体重減少に伴う骨量減少の増大は，その他の医学的状態および健康状態の悪化が原因と考えられる。

4）筋力と身体活動

　老齢期における筋力および体力の低下は，老化そのもの，そして身体活動レベルの低下（おもな筋肉群の不使用など）の両方に起因する。抵抗運動の形式での筋力トレーニングは，低強度であっても，筋力低下を部分的に軽減するうえで効果がある。特に使用していないことに起因した筋肉の場合に，効果的である。

　高齢者には，身体活動ガイドライン（88頁参照）を守ることを勧める。し

かし，一般的には，筋肉が不使用であればあるほど，トレーニングによって得られる筋力も増大する。しかし，体系化された運動プログラムへの参加を希望する高齢者は，担当医師の許可を得るべきである。錘または自重を利用した定期的な筋力トレーニングは，かなり高齢の年齢層であっても筋力を向上または維持させるうえで効果が高いことが示されている。1RM（1RM=1回反復最大負荷，または一度だけ持ち上げることのできる荷重）の65％以上の負荷を用いた週2～3セッションの筋力トレーニングプログラムは，高齢者の筋力を著しく向上させた[21]。多くの高齢者にとって，こうしたトレーニングは，ハンドウェイトを使った非常にシンプルな運動として，自宅で行うことができる。

高齢者でも，若年成人と同様に，相対的な筋力増加を得ることができる[183]。筋力の増加に伴い，歩くスピードなどの機能的運動性が向上する。

5）高齢者における運動と連動したタンパク質摂取のタイミング
① 運動と栄養の最適化

筋肉の萎縮のおもな原因は，老化した筋肉が若い健康な筋肉と比較して，栄養素と運動に対して"同化"抵抗性を示すためであるらしい[91],[100]。したがって，運動によって栄養効果が高められるという相乗効果は，高齢者においては若年成人よりもいっそう重要である。例えばウェイトトレーニング直前にわずか6gの必須アミノ酸を摂取することによって，運動後数時間経過してから摂取した場合と比較して，筋肉タンパク質合成が2.5倍に増加することが示されている[132]。このように，運動と連動した栄養摂取タイミングは，栄養の効用を最大限に活かすうえで非常に重要であると思われる。

② 運動後の食事からのタンパク質

筋レジスタンス運動によって核酸塩基アミノ酸濃度がプラスになるためには，健常な若年者および高齢者のどちらの場合でも，運動後2～3時間以内にタンパク質を摂取する必要があることが，急性試験によって実証された[87],[92],[184]。高齢者を対象とした12週間のトレーニング研究（3回/週）によって，Esmarckら（2001年）は，骨格筋増大のためには，筋レジスタンス運動後のタンパク質含有サプリメント投与のタイミングが非常に重要であ

ることを示した。運動直後にタンパク質サプリメントを摂取した群は，運動2時間後に栄養補給した対照群と比較して，筋肉肥大効果が大きかった。しかし，筋レジスタンス運動トレーニングプログラムに参加したにもかかわらず，対照群の被験者には研究期間中，筋肉増量がみられなかったことが，この研究の制約であった[184]。

4. 結論と展望

パフォーマンスとは，「ヒトまたは物が機能する仕方」と定義することができる。したがって，成長する子供や成熟していく若者，そして身体機能が最大限に発揮される成人から高齢者に至るまで，生涯を通して身体能力を最適化することが，質の高い生活の土台として極めて重要である。

身体的に活発な小児は，最適な成長と発達を支え，身体活動の増大に伴うエネルギー需要を満たすために，適切な栄養を摂取しなければならない。また，身体的に活発な若者は，身体的に活発な大人になる可能性が高い。したがって，すでに自由な遊びや身体活動を楽しんでいる小児を健康増進プログラムの主軸とすることが有利だと考えられる。

これまでは，小児の栄養必要量を満たすことが最重要視されていたが，今日では，小児の栄養摂取行動と，それが後の人生の健康に与える影響に取り組む方向へと次第に移行しつつある。成長と発達には非常に多くのエネルギーと栄養が必要とされるため，厳密な食事カウンセリングが提供されないかぎり，定期的に激しい身体活動に参加している成長期の小児が，いかにして栄養ニーズを満たしうるのかを可視化することは困難である。成長期における不十分なエネルギーおよび/または最適とは言えない栄養摂取によって，遺伝的成長潜在能力が発揮されない可能性がある。例えば，急激に成長する思春期においてカルシウム摂取量が不足すると，成人期の最大骨塩量が減少する結果となる。これが，晩年の骨粗鬆症リスクを高める。骨の健康を最適化することは，ライフサイクル全体を通した身体能力にとって重要である。50歳を過ぎた女性の2人に1人，男性の5人に1人が骨粗鬆症性骨折をす

るため,骨の健康の最適化は,成長発達の早期と成人期後期において特に重要である。

　食物(おもに炭水化物,脂肪,タンパク質)は,骨格筋の運動,運動後の燃料貯蔵分の補給,そして損傷した筋肉の再生に使用されるエネルギーの生成に必要な栄養を提供する。タンパク質の摂取量と摂取タイミングは,特に成人の場合には,筋肉タンパク質合成にとって非常に重要である。骨格筋組織内でのタンパク質代謝回転は,栄養に対する受容性が高いことが科学的に実証されている。食事からのタンパク質/アミノ酸の摂取は,筋肉タンパク質合成を強力に刺激するが,タンパク質分解も抑制する可能性があり,結果としてタンパク質のネットバランスが正となる。適応反応の面では,運動に最も近いタイミングでタンパク質を摂取することが,1日に摂取するタンパク質の総量よりもはるかに重要である。筋肉タンパク質合成の刺激は,運動後最長48時間まで上昇する。運動前または運動中のタンパク質摂取のほうが有益であるとする研究もあるが,運動直後が,アミノ酸の筋肉への取込みを最適化するうえで決定的に重要なタイミングであるかもしれない。反応の大きさは,炭水化物の同時摂取および摂取されたタンパク質食品のタイプなど,その他のさまざまな要因によって影響される可能性がある。

　老化とは,筋肉の消耗(筋肉減弱症と呼ばれる)を含む,避けて通ることのできないひとつの過程である。この消耗のおもな原因は,老化した筋肉が,若い健康な筋肉と比較して,栄養素と運動に対して"同化"抵抗性があるためと思われる。したがって,運動によって相乗的に栄養効果を高めることは,高齢者においては若年成人よりもいっそう重要である。WHOは,高齢者人口を6億5,000万人(世界の人口の約10%)と推定した。そして,その数字は次の50年間で3倍に増加(約20億人)し,高齢者の約80%が開発途上国で生活しているであろうと予測した。この世界的な高齢化現象は,罹患率の上昇と入院/施設収容ニーズを増大させるため,われわれの医療制度に大きな影響を及ぼすこととなる。

　食事からのタンパク質の補給は,骨密度だけでなく筋肉量と筋力にもよい影響を及ぼす可能性が高い。というのも,これら2つの変数は,転倒リスク

の重要な決定因子であるためである。タンパク質摂取と骨代謝との関係を評価した多くの研究が，タンパク質の摂取不足もしくは過剰摂取が，カルシウムバランスに悪影響を与える可能性があるという結論に達した。確かに，食事からタンパク質を十分に摂取することは，高齢者の骨の恒常性と筋力にとって必要である。

ライフサイクル全般を通したパフォーマンスの相対的な定義を中心として，多くの問題が残されている。例えば，増加し続ける小児肥満症と闘うための効果的な栄養と運動の介入方法はあるのか。どうすれば栄養学および生理学を，効果的にオリンピック代表選手に応用できるのか。そして，筋肉減弱症につながる，高齢者の筋・骨格の同化抵抗性に関与するおもなメカニズムとはどのようなものなのか，といったことなどである。

文 献

1) Khaw K. T., Wareham N., Bingham S. et al. : Combined impact of health behaviours and mortality in men and women : the EPIC-Norfolk prospective population study. PLoS Med 2008 ; 5(1) ; e12.
2) Ratner R., Goldberg R., Haffner S. et al. : Impact of intensive lifestyle and metformin therapy on cardiovascular disease risk factors in the diabetes prevention program. Diabetes Care 2005 ; 28(4) ; 888-894.
3) Orchard T. J., Temprosa M., Goldberg R. et al. : The effect of metformin and intensive lifestyle intervention on the metabolic syndrome: the Diabetes Prevention Program randomized trial. Ann Intern Med 2005 ; 142(8); 611-619.
4) Knowler W. C., Barrett-Connor E., Fowler S. E. et al. : Reduction in the incidence of type 2 diabetes with lifestyle intervention or metformin. N Engl J Med 2002 ; 346(6) ; 393-403.
5) Jenkins D. J., Kendall C. W., Marchie A. et al. : Effects of a dietary portfolio of cholesterol-lowering foods vs lovastatin on serum lipids and C-reactive protein. JAMA 2003 ; 290(4) ; 502-510.
6) Jenkins D. J., Kendall C. W., Marchie A. et al. : Direct comparison of a dietary portfolio of cholesterol-lowering foods with a statin in hypercholesterolemic participants. Am J Clin Nutr 2005 ; 81(2) ; 380-387.

7) WHO : Physical Activity. *In* : Organisation WH, editor. Global Strategy on Diet, Physical Activity and Health. WHO, Geneva, 2009.
8) Melzer K., Kayser B.and Pichard C. : Physical activity : the health benefits outweigh the risks. Curr Opin Clin Nutr Metab Care 2004 ; 7(6) ; 641-647.
9) Zierath J. R. and Hawley J.A. : Skeletal muscle fiber type : influence on contractile and metabolic properties. PLoS Biol 2004 ; 2(10) ; e348.
10) Hawley J. A.and Lessard S. J. : Mitochondrial function : use it or lose it. Diabetologia 2007 ; 50(4) ; 699-702.
11) Hawley J. A. and Holloszy J. O. : Exercise : it's the real thing! Nutr Rev 2009 ; 67(3) ; 172-178.
12) Bramble D. M.and Lieberman D. E. : Endurance running and the evolution of Homo. Nature 2004 ; 432(7015) ; 345-352.
13) Welle S., Thornton C., Statt M.et al. : Postprandial myofibrillar and whole body protein synthesis in young and old human subjects. Am J Physiol 1994 ; 267(4 Part 1) ; E599-E604.
14) Fine E. J. and Feinman R. D. : Thermodynamics of weight loss diets. Nutr Metab (Lond) 2004 ; 1(1) ; 15.
15) Calloway D. H. and Spector H. : Nitrogen balance as related to caloric and protein intake in active young men. Am J Clin Nutr 1954 ; 2(6) ; 405-412.
16) Waterlow J. C. : Observations on the mechanism of adaptation to low protein intakes. *Lancet* 1968 ; 2(7578) ; 1091-1097.
17) Arnett T. : Regulation of bone cell function by acid-base balance. Proc Nutr Soc 2003 ; 62(2) ; 511-520.
18) Petrie H. J., Stover E.A. and Horswill C. A. : Nutritional concerns for the child and adolescent competitor. Nutrition 2004 ; 20(7-8) ; 620-631.
19) WHO : Physical Activity and Young People. *In* : Organisation WH, editor. Global Strategy on Diet, Physical Activity and Health. WHO, Geneva, 2009.
20) DHHS : 2008 Physical Activity Guidelines for Americans. Be Active, Healthy, and Happy! Washington, 2008, 76.
21) DOH : At least five a week : Evidence on the impact of physical activity and its relationship to health. Crown Copyrights, 128.
22) Yoshiike N., Hayashi F., Takemi Y. et al. : A New Food Guide in Japan : The Japanese Food Guide Spinning Top. Nutr Rev 2007 ; 65(4) ; 149-154.

23) Singh M. : Role of micronutrients for physical growth and mental development. Indian J Pediatr 2004 ; 71(1) ; 59-62.
24) Specker B. : Nutrition influences bone development from infancy through toddler years. J Nutr 2004 ; 134(3) ; 691S-695S.
25) Faulkner R. A. and Bailey D. A. : Osteoporosis: a pediatric concern? Med Sport Sci 2007 ; 51 ; 1-12.
26) Cummings S. R., Black D.M., Nevitt M. C. et al. : Bone density at various sites for prediction of hip fractures. The Study of Osteoporotic Fractures Research Group. Lancet 1993 ; 341(8837) ; 72-75.
27) Hernandez C. J., Beaupre G.S.and Carter D. R. : A theoretical analysis of the relative influences of peak BMD, age-related bone loss and menopause on the development of osteoporosis. Osteoporos Int 2003 ; 14(10) ; 843-847.
28) Russell G. : Introduction : bone metabolism and its regulation. Martin Dunitz Ltd, London, 2001.
29) IOM: Dietary Reference Intakes for Calcium, Phosphorus, Magnesium, Vitamin D, and Fluoride. National Academy Press, Washington D.C., 1997.
30) IOM : Dietary Reference Intakes for Vitamin C, Vitamin E, Selenium, and Carotenoids. National Academy Press, Washington D.C., 2000.
31) IOM : Dietary Reference Intakes for Vitamin A, Vitamin K, Arsenic, Boron, Chromium, Copper, Iodine, Iron, Manganese, Molybdenum, Nickel, Silicon, Vanadium, and Zinc. National Academy Press, Washington, D. C., 2000.
32) Bonjour J. P., Gueguen L, Palacios C.et al. : Minerals and vitamins in bone health : the potential value of dietary enhancement. Br J Nutr 2009 ; 101(11) ; 1581-1596.
33) Lanham-New S. A., Thompson R. L., More J. et al. : Importance of vitamin D, calcium and exercise to bone health with specific reference to children and adolescents. Nut Bull 2007 ; 32(4) ; 364-377.
34) Lee W. T., Leung SS, Lui S. S., et al. : Relationship between long-term calcium intake and bone mineral content of children aged from birth to 5 years. Br J Nutr 1993 ; 70(1) ; 235-248.
35) Bonjour J. P., Carrie A. L., Ferrari S. et al. : Calcium-enriched foods and bone mass growth in prepubertal girls : a randomized, double-blind, placebo-controlled trial. J Clin Inv 1997 ; 99(6) ; 1287-1294.

36) Bonjour J. P., Chevalley T., Ammann P. et al. : Gain in bone mineral mass in prepubertal girls 3.5 years after discontinuation of calcium supplementation : a follow-up study. Lancet 2001 ; 358(9289) ; 1208-1212.
37) Cadogan J., Eastell R., Jones N. et al. : Milk intake and bone mineral acquisition in adolescent girls : randomised, controlled intervention trial. BMJ 1997 ; 315(7118) ; 1255-1260.
38) Lehtonen-Veromaa M. K., Mottonen T. T., Nuotio I. O. et al. : Vitamin D and attainment of peak bone mass among peripubertal Finnish girls : a 3-y prospective study. Am J Clin Nutr 2002 ; 76(6) ; 1446-1453.
39) Outila T. A., Karkkainen M. U. and Lamberg-Allardt C.J. : Vitamin D status affects serum parathyroid hormone concentrations during winter in female adolescents: associations with forearm bone mineral density. Am J Clin Nutr 2001 ; 74(2) ; 206-210.
40) Viljakainen H., Natri A., Kärkkäinen M. et al. : A positive dose-response effect of vitamin D supplementation on site-specific bone mineral augmentation in adolescent girls : A double-blinded randomized placebo-controlled 1-year intervention. J Bone Miner Res 2006 ; 21(6) ; 836-844.
41) Molgaard C. Larnkjaer Cashman K. et al. : Does vitamin D supplementation to healthy Danish Caucasian girls affect bone mineralization? J Bone Miner Res 2004 ; 19(Suppl. 1) ; S323. (Abstract)
42) Dawson-Hughes B., Heaney R. P., Holick M. F. et al. : Estimates of optimal vitamin D status. Osteoporos Int 2005 ; 16(7) ; 713-716.
43) Mithal A., Wahl D.A., Bonjour J. P. et al.: Global vitamin D status and determinants of hypovitaminosis D. Osteoporos Int 2009 ; 20(11) ; 1807-1820.
44) El-Hajj Fuleihan G., Nabulsi M., Tamim H. et al. : Effect of vitamin D replacement on musculoskeletal parameters in school children: a randomized controlled trial. J Clin Endocrinol Metab 2006 ; 91(2) ; 405-412.
45) Wang M. C., Moore E. C., Crawford P. B. et al. : Influence of pre-adolescent diet on quantitative ultrasound measurements of the calcaneus in young adult women. Osteoporos Int 1999 ; 9(6) ; 532-535.
46) Nakamura T., Nishiyama S., Futagoishi-Suginohara Y.et al. : Mild to moderate zinc deficiency in short children : effect of zinc supplementation on linear growth velocity. J Pediatr 1993 ; 123(1) ; 65-69.

47) Fons C., Brun J. F., Fussellier M. et al. : Serum zinc and somatic growth in children with growth retardation. Biol Trace Elem Res 1992 ; 32 ; 399-404.
48) Munday K. : Vitatmin C and bone markers: investigations in a Gambian population. Proc Nutr Soc 2003 ; 62(02) ; 429-436.
49) Gunnes M. and Lehmann E. H. : Dietary calcium, saturated fat, fiber and vitamin C as predictors of forearm cortical and trabecular bone mineral density in healthy children and adolescents. Acta Paediatr 1995 ; 84(4) ; 388-392.
50) Cashman K. D. : Vitamin K status may be an important determinant of childhood bone health. Nutr Rev 2005 ; 63(8) ; 284-289.
51) Kalkwarf H. J., Khoury J. C., Bean J. et al. : Vitamin K, bone turnover, and bone mass in girls. Am J Clin Nutr 2004 ; 80(4) ; 1075-1080.
52) van Summeren M. J., van Coeverden S. C., Schurgers L. J. et al. : Vitamin K status is associated with childhood bone mineral content. Br J Nutr 2008 ; 100(4) ; 852-858.
53) Heaney R. P. : Effects of protein on the calcium economy. Nutritional Aspects of Osteoporosis 2006. Proceedings of the 6th International Symposium on Nutritional Aspects of Osteoporosis, 4-6 May 2006, Lausanne, Switzerland, 2007, p191-197.
54) Bonjour J.-P. : Dietary Protein: An Essential Nutrient For Bone Health. J Am Coll Nutr 2005 ; 24(Suppl.6) ; 526S-536S.
55) Bonjour J. P., Ammann P., Chevalley T. et al. : Protein intake and bone growth. Can J Appl Physiol 2001 ; 26(Suppl.) ; S153-S166.
56) Chevalley T., Ferrari S., Hans D. et al. : Protein intake modulates the effect of calcium supplementation on bone mass gain in prepubertal boys. J Bone Miner Res 2002 ; 17 ; S172-S172.
57) Chevalley T., Bonjour J. P., Ferrari S.et al. : Skeletal site selectivity in the effects of calcium supplementation on areal bone mineral density gain : a randomized, double-blind, placebo-controlled trial in prepubertal boys. J Clin Endocrinol Metab 2005 ; 90(6) ; 3342-3349.
58) Chevalley T., Bonjour J. P., Ferrari S. et al. : High-protein intake enhances the positive impact of physical activity on BMC in prepubertal boys. J Bone Miner Res 2008 ; 23(1) ; 131-142.
59) Clavien H., Theintz G,, Rizzoli R. et al. : Does puberty alter dietary habits in

adolescents living in a western society? J Adolesc Health 1996 ; 19(1) ; 68-75.
60) Slemenda C. W,, Miller J. Z., Hui S. L. et al. : Role of physical activity in the development of skeletal mass in children. J Bone Miner Res 1991 ; 6(11) ; 1227-1233.
61) Cassell C., Benedict M. and Specker B. :Bone mineral density in elite 7-to9-yr-old female gymnasts and swimmers. Med Sci Sports Exerc 1996 ; 28(10) ; 1243-1246.
62) Courteix D., Lespessailles E., Peres S. et al. : Effect of physical training on bone mineral density in prepubertal girls : A comparative study between impact-loading and non-impact-loading sports. Osteoporos Int 1998 ; 8(2) ; 152-158.
63) Daly R. M. : The effect of exercise on bone mass and structural geometry during growth. Med Sport Sci 2007 ; 51 ; 33-49.
64) Fuchs R. K., Bauer J. J. and Snow C. M. : Jumping improves hip and lumbar spine bone mass in prepubescent children: a randomized controlled trial. J Bone Miner Res 2001 ; 16(1) ; 148-156.

65) Petit M. A., McKay H. A., MacKelvie K. J. et al. : A randomized school-based jumping intervention confers site and maturity-specific benefits on bone structural properties in girls: a hip structural analysis study. J Bone Miner Res 2002 ; 17(3) ; 363-372.
66) McNitt-Gray J. L. : Kinetics of the lower extremities during drop landings from three heights. J. Biomech 1993 ; 26 ; 1037-1046.
67) Kohrt W. M., Bloomfield S. A., Little K. D. et al. : Physical Activity and Bone Health. Med Sci Sports Exerc 2004 ; 36(11) ; 1985-1996.
68) Bailey D.A., McKay H. A., Mirwald R. L. et al. : A six-year longitudinal study of the relationship of physical activity to bone mineral accrual in growing children: the university of Saskatchewan bone mineral accrual study. J Bone Miner Res 1999 ; 14(10) ; 1672-1679.
69) Specker B. and Vukovich M. : Evidence for an interaction between exercise and nutrition for improved bone health during growth. Med Sport Sci 2007 ; 51 ; 50-63.
70) Ward K. A., Das G., Berry J. L. et al. : Vitamin D status and muscle function in

post-menarchal adolescent girls. J Clin Endocrinol Metab 2009 ; 94(2) ; 559-563.
71) Bass S.and Inge K. : Nutrition for Special Populations: Children and Young Athletes. *In* : Clinical Sports Nutrition 3rd edition(ed.by Barke L.and Deakin V.) McGraw-Hill, Sydney, 2006.
72) Manore M. M., Kam L. C. and Loucks A.B. : The female athlete triad : components, nutrition issues, and health consequences. J Sports Sci 2007 ; 25 (Suppl. 1) ; S61-S71.
73) Ahlborg B., Bergström J., Ekelund L.-G. : et al. : Muscle glycogen and muscle electrolytes during prolonged physical exercise^1. Acta Physiol Scand 1967 ; 70(2) ; 129-142.
74) Position of the American Dietetic Association, Dietitians of Canada, and the American College of Sports Medicine : Nutrition and Athletic Performance. J Am Diet Assoc 2000 ; 100(12) ; 1543-1556.
75) IOM : Dietary Reference Intakes for Energy, Carbohydrate, Fiber, Fat, Fatty Acids, Cholesterol, Protein, and Amino Acids (Macronutrients). National Academy Press, Washington D. C., 2005.
76) FAO/WHO/UNU. Energy and protein requirements. WHO, Geneva, 1985.
77) Boisseau N., Vermorel M., Rance M. et al. : Protein requirements in male adolescent soccer players. Eur J Appl Physiol 2007 ; 100(1) ; 27-33.
78) O'Connor H. : Special needs: children an adolescents in sport. *In* :Clinical Sports Nutrition. McGraw Hill, Sydney, 2000.
79) Lemon P. W. : Effects of exercise on dietary protein requirements. Int J Sport Nutr 1998 ; 8(4) ; 426-447.
80) Lemon P. W. R. : Effect of exercise on protein requirements. J Sports Sci 1991 ; 9(1 Suppl. 1) ; 53-70.
81) Bolster D. R., Pikosky M. A., McCarthy L. M. et al. : Exercise affects protein utilization in healthy children. J Nutr 2001 ; 131(10) ; 2659-2663.
82) Pikosky M., Faigenbaum A., Westcott W. et al. : Effects of resistance training on protein utilization in healthy children. Med Sci Sports Exerc 2002 ; 34(5) ; 820-827.
83) Rodriguez N. R. : Optimal quantity and composition of protein for growing children. J Am Coll Nutr 2005 ; 24(2) ; 150S-154S.
84) Tarnopolsky M. A. : Protein metabolism in strength and endurance activities. *In*

: Perspectives in Exercise Science and Sports Medicine: The Metabolic Basis of Performance in Exercise and Sport(ed.by Lamb D.R.and Marray R.). Cooper Publishing Group, Carmel, 1999, p125-164.
85) Hawley J. A., Tipton K.D.and Millard-Stafford M. L. : Promoting training adaptations through nutritional interventions. J Sports Sci 2006 ; 24(7) ; 709-721.
86) Tipton K. D., Ferrando A. A., Phillips S. M. et al. : Postexercise net protein synthesis in human muscle from orally administered amino acids. Am J Physiol 1999 ; 276(4 Part 1) ; E628-E634.
87) Levenhagen D. K., Carr C., Carlson M. G. et al. : Postexercise protein intake enhances whole-body and leg protein accretion in humans. Med Sci Sports Exerc 2002 ; 34(5) ; 828-837.
88) Koopman R., Beelen M., Stellingwerff T. et al. : Coingestion of carbohydrate with protein does not further augment postexercise muscle protein synthesis. Am J Physiol Endocrinol Metab 2007 ; 293(3) ; E833-E842.
89) Tang J. E., Manolakos J. J., Kujbida G. W. et al. : Minimal whey protein with carbohydrate stimulates muscle protein synthesis following resistance exercise in trained young men. Appl Physiol Nutr Metab 2007 ; 32(6) ; 1132-1138.
90) Koopman R., Saris W. H., Wagenmakers A. J., et al. : Nutritional interventions to promote post-exercise muscle protein synthesis. Sports Med 2007 ; 37(10) ; 895-906.
91) Phillips S. M., Glover E. I. and Rennie M.J.:Alterations of protein turnover underlying disuse atrophy in human skeletal muscle. J Appl Physiol 2009 ; 107(3) ; 645-654.
92) Moore D. R., Robinson M. J., Fry J. L. et al. : Ingested protein dose response of muscle and albumin protein synthesis after resistance exercise in young men. Am J Clin Nutr 2009 ; 89(1) ; 161-168.
93) Moore D. R., Tang J. E., Burd N. A. et al. : Differential stimulation of myofibrillar and sarcoplasmic protein synthesis with protein ingestion at rest and after resistance exercise. J Physiol 2009 ; 587(part4) ; 897-904.
94) Layman D. K., Evans E., Baum J. I, et al. : Dietary protein and exercise have additive effects on body composition during weight loss in adult women. J Nutr 2005 ; 135(8) ; 1903-1910.
95) Phillips S. M. : Dietary protein for athletes: from requirements to metabolic

advantage. Appl Physiol Nutr Metab 2006 ; 31(6) ; 647-654.
96) Layman D. K. and Walker D. A.: Potential importance of leucine in treatment of obesity and the metabolic syndrome. J Nutr 2006 ; 136(1 Suppl.) ; 319S-323S.
97) Layman D. K., Shiue H., Sather C. et al. : Increased dietary protein modifies glucose and insulin homeostasis in adult women during weight loss. J Nutr 2003 ; 133(2) ; 405-410.
98) Layman D. K. : The role of leucine in weight loss diets and glucose homeostasis. J Nutr 2003 ; 133(1) ; 261S-267S.
99) Burke L. : Practical Sports Nutrition. Champaign, IL: Human Kinetics, 2007.
100) Cuthbertson D., Smith K., Babraj J. et al. : Anabolic signaling deficits underlie amino acid resistance of wasting, aging muscle. Faseb J 2005 ; 19(3) ; 422-424.
101) Borsheim E., Tipton K. D., Wolf S. E. et al. : Essential amino acids and muscle protein recovery from resistance exercise. Am J Physiol Endocrinol Metab 2002 ; 283(4) ; E648-E657.
102) Volpi E., Kobayashi H., Sheffield-Moore M. et al. : Essential amino acids are primarily responsible for the amino acid stimulation of muscle protein anabolism in healthy elderly adults. Am J Clin Nutr 2003 ; 78(2) ; 250-258.
103) Tipton K.D. and Wolfe R. R. : Protein and amino acids for athletes. J Sports Sci 2004 ; 22(1) ; 65-79.
104) Katsanos C. S., Chinkes D. L., Paddon-Jones D. et al. : Whey protein ingestion in elderly persons results in greater muscle protein accrual than ingestion of its constituent essential amino acid content. Nutr Res 2008 ; 28(10) ; 651-658.
105) Tang J. E., Moore D. R., Kujbida G.W. et al. : Ingestion of whey hydrolysate, casein, or soy protein isolate: effects on mixed muscle protein synthesis at rest and following resistance exercise in young men. J Appl Physiol 2009 ; 107(3) ; 987-992.
106) Hartman J. W., Tang J. E., Wilkinson S. B. et al. : Consumption of fat-free fluid milk after resistance exercise promotes greater lean mass accretion than does consumption of soy or carbohydrate in young, novice, male weightlifters. Am J Clin Nutr 2007 ; 86(2) ; 373-381.
107) Cockburn E., Hayes P. R., French D. N. et al. : Acute milk-based protein-CHO supplementation attenuates exercise-induced muscle damage. Appl Physiol Nutr Metab 2008 ; 33(4) : 775-783.

108) Elliot T. A., Cree M. G., Sanford A. P. et al. : Milk ingestion stimulates net muscle protein synthesis following resistance exercise. Med Sci Sports Exerc 2006 ; 38(4) ; 667-674.
109) Karp J. R., Johnston J. D., Tecklenburg S. et al. : Chocolate milk as a post-exercise recovery aid. Int J Sport Nutr Exerc Metab 2006 ; 16(1) ; 78-91.
110) Thomas K., Morris P. and Stevenson E. : Improved endurance capacity following chocolate milk consumption compared with 2 commercially available sport drinks. Appl Physiol Nutr Metab 2009 ; 34(1) ; 78-82.
111) Lee J. K., Maughan R. J., Shirreffs S. M. et al. : Effects of milk ingestion on prolonged exercise capacity in young, healthy men. Nutrition 2008 ; 24(4) ; 340-347.
112) Seifert J., Harmon J. and DeClercq P. : Protein added to a sports drink improves fluid retention. Int J Sport Nutr Exerc Metab 2006 ; 16(4) ; 420-429.
113) Shirreffs S. M., Watson P. and Maughan R. J. : Milk as an effective post-exercise rehydration drink. Br J Nutr 2007 ; 98(1) ; 173-180.
114) Watson P., Love T. D., Maughan R. J. et al. : A comparison of the effects of milk and a carbohydrate-electrolyte drink on the restoration of fluid balance and exercise capacity in a hot, humid environment. Eur J Appl Physiol 2008 ; 104(4) ; 633-642.
115) Phillips S. M., Hartman J. W. and Wilkinson S. B. : Dietary protein to support anabolism with resistance exercise in young men. J Am Coll Nutr 2005 ; 24(2) ; 134S-139S.
116) Wilkinson S. B., Tarnopolsky M. A., Macdonald M. J. et al. : Consumption of fluid skim milk promotes greater muscle protein accretion after resistance exercise than does consumption of an isonitrogenous and isoenergetic soy-protein beverage. Am J Clin Nutr 2007 ; 85(4) ; 1031-1040.
117) Rankin J. W., Goldman L. P., Puglisi M. J. et al. : Effect of post-exercise supplement consumption on adaptations to resistance training. J Am Coll Nutr 2004 ; 23(4) ; 322-330.
118) Kukuljan S., Nowson C. A., Bass S. L. et al. : Effects of a multi-component exercise program and calcium-vitamin-D_3-fortified milk on bone mineral density in older men: a randomised controlled trial. Osteoporos Int 2009 ; 20(7) ; 1241-1251.

119) Lacroix M., Bos C., Leonil J. et al. : Compared with casein or total milk protein, digestion of milk soluble proteins is too rapid to sustain the anabolic postprandial amino acid requirement. Am J Clin Nutr 2006 ; 84(5) ; 1070-1079.
120) Phillips S. M. : Higher protein during an energy deficit: muscle's guardian and fat's enemy? Med Sci Sports Exerc 2008 ; 40(3) ; 503-504.
121) Roy B. D. : Milk : the new sports drink? A Review. Int Soc Sports Nutr 2008 ; 5 ; 15.
122) Rennie M. J., Bohe J., Smith K. et al. : Branched-chain amino acids as fuels and anabolic signals in human muscle. J Nutr 2006 ; 136(Suppl.1) ; 264S-268S.
123) Roberts R. G., Redfern C. P. and Goodship T.H. : Effect of insulin upon protein degradation in cultured human myocytes. Eur J Clin Invest 2003 ; 33(10) ; 861-867.
124) Ventadour S. and Attaix D. : Mechanisms of skeletal muscle atrophy. Curr Opin Rheumatol 2006 ; 18(6) ; 631-635.
125) Miller S. L., Tipton K. D., Chinkes D. L. et al. : Independent and combined effects of amino acids and glucose after resistance exercise. Med Sci Sports Exerc 2003 ; 35(3) ; 449-455.
126) Borsheim E., Aarsland A. and Wolfe R. R. : Effect of an amino acid, protein, and carbohydrate mixture on net muscle protein balance after resistance exercise. Int J Sport Nutr Exerc Metab 2004 ; 14(3) ; 255-271.
127) Rodriguez N. R., Di Marco N. M. and Langley S. : American College of Sports Medicine position stand. Nutrition and athletic performance. Med Sci Sports Exerc 2009 ; 41(3) ; 709-731.
128) Andersen L. L., Tufekovic G., Zebis M. K. et al. : The effect of resistance training combined with timed ingestion of protein on muscle fiber size and muscle strength. Metabolism 2005 ; 54(2) ; 151-156.
129) Candow D. G., Burke N. C., Smith-Palmer T. et al. : Effect of whey and soy protein supplementation combined with resistance training in young adults. Int J Sport Nutr Exerc Metab 2006 ; 16(3) ; 233-244.
130) Cribb P. J. and Hayes A. : Effects of supplement timing and resistance exercise on skeletal muscle hypertrophy. Med Sci Sports Exerc 2006 ; 38(11) ; 1918-1925.
131) Howarth K. R., Moreau N. A., Phillips S. M. et al.: Coingestion of protein with carbohydrate during recovery from endurance exercise stimulates skeletal

muscle protein synthesis in humans. J Appl Physiol 2009 ; 106(4) ; 1394-1402.
132) Levenhagen D. K., Gresham J. D., Carlson M. G. et al. : Postexercise nutrient intake timing in humans is critical to recovery of leg glucose and protein homeostasis. Am J Physiol Endocrinol Metab 2001 ; 280(6) ; E982-E993.
133) Beelen M., Tieland M., Gijsen A. P. et al. : Coingestion of carbohydrate and protein hydrolysate stimulates muscle protein synthesis during exercise in young men, with no further increase during subsequent overnight recovery. J Nutr 2008 ; 138(11) ; 2198-2204.
134) Tipton K. D., Rasmussen B. B., Miller S. L. et al. : Timing of amino acid-carbohydrate ingestion alters anabolic response of muscle to resistance exercise. Am J Physiol Endocrinol Metab 2001 ; 281(2) ; E197-E206.
135) Tipton K. D., Elliott T. A., Cree M. G. et al. : Stimulation of net muscle protein synthesis by whey protein ingestion before and after exercise. Am J Physiol Endocrinol Metab 2007 ; 292(1) ; E71-E76.
136) Rasmussen B. B., Tipton K. D., Miller S. L. et al. : An oral essential amino acid-carbohydrate supplement enhances muscle protein anabolism after resistance exercise. J Appl Physiol 2000 ; 88(2) ; 386-392.
137) Phillips S. M., Tipton K. D., Aarsland A. et al. : Mixed muscle protein synthesis and breakdown after resistance exercise in humans. Am J Physiol 1997 ; 273(1 Part 1) ; E99-E107.
138) Burd N. A., Tang J. E., Moore D. R. et al. : Exercise training and protein metabolism: influences of contraction, protein intake, and sex-based differences. J Appl Physiol 2009 ; 106(5) ; 1692-1701.
139) Jentjens R. and Jeukendrup A. : Determinants of post-exercise glycogen synthesis during short-term recovery. Sports Med 2003 ; 33(2) ; 117-144.
140) WHO : Ageing : 10 facts on ageing and the life course. http://www.who.int: WHO, 2007.
141) Bean J. F., Leveille S. G., Kiely D. K. et al. : A Comparison of Leg Power and Leg Strength Within the InCHIANTI Study: Which Influences Mobility More? J Gerontol A Biol Sci Med Sci 2003 ; 58(8) ; M728-M733.
142) Keysor J. J. : Does late-life physical activity or exercise prevent or minimize disablement?: A critical review of the scientific evidence. Am J Prevent Med 2003 ; 25(3) ; 129-136.

143) NOS : Key Facts and Figures on Osteoporosis. *In* : Society. NO, editor. Bath, Avon, 2009.
144) Eastell R., Boyle I. T., Compston J. et al. : Management of male osteoporosis: report of the UK Consensus Group. QJM 1998 ; 91(2) ; 71-92.
145) Diamond T., Sambrook P., Williamson M. et al. : Men and osteoporosis. Aust Fam Physician 2001 ; 30(8) ; 781-785.
146) WHO : Study Group on Assessment of Fracture Risk and Its Application to Screening and Postmenopausal Osteoporosis. Report of a WHO Study Group. *In* : WHO, editor. *Technical Report Series* Geneva 1994.
147) DHHS : Bone Health and Osteoporosis : A Report of the Surgeon General. *In* : Services USDoHaH, editor. Rockville, MD, 2004.
148) Frontera W. R., Hughes V. A., Fielding R. A. et al. : Aging of skeletal muscle : a 12-yr longitudinal study. J Appl Physiol 2000 ; 88(4) ; 1321-1326.
149) Rennie M. J., Wackerhage H., Spangenburg E. E. et al. : Control of the size of the human muscle mass. Annu Rev Physiol 2004 ; 66 ; 799-828.
150) Lauretani F., Russo C. R., Bandinelli S. et al. : Age-associated changes in skeletal muscles and their effect on mobility : an operational diagnosis of sarcopenia. J Appl Physiol 2003 ; 95(5) ; 1851-1860.
151) Baumgartner R. N., Koehler K. M., Gallagher D. et al. : Epidemiology of sarcopenia among the elderly in New Mexico. Am J Epidemiol 1998 ; 147(8) ; 755-763.
152) Holloszy J. O. : Exercise-induced increase in muscle insulin sensitivity. J Appl Physiol 2005 ; 99(1) ; 338-343.
153) Pruchnic R., Katsiaras A., He J .et al. : Exercise training increases intramyocellular lipid and oxidative capacity in older adults. Am J Physiol Endocrinol Metab 2004 ; 287(5) ; E857-E862.
154) Holick M. F. : Evolution, biologic functions, and recommended dietary allowance for vitamin D. Humana Press Inc, Totowa, New Jersey, 1999.
155) Holick M. F. : Optimal vitamin D status for the prevention and treatment of osteoporosis. Drugs Aging 2007 ; 24(12) ; 1017-1029.
156) Bischoff H. A., Stahelin H. B., Dick W. et al. : Effects of vitamin D and calcium supplementation on : a randomized controlled trial. J Bone Miner Res 2003 ; 18(2) ; 343-351.

157) Bischoff-Ferrari H. A., Dawson-Hughes B., Staehelin H. B. et al. : Fall prevention with supplemental and active forms of vitamin D : a meta-analysis of randomised controlled trials. BMJ 2009 ; 339 ; b3692.
158) Bischoff-Ferrari H. A., Borchers M., Gudat F. ET AL. : Vitamin D receptor expression in human muscle tissue decreases with age. J Bone Miner Res 2004 ; 19(2) ; 265-269.
159) Glerup H., Mikkelsen K., Poulsen L. et al. : Hypovitaminosis D myopathy without biochemical signs of osteomalacic bone involvement. Calcif Tissue Int 2000 ; 66(6) ; 419-424.
160) Bischoff-Ferrari H. A., Dietrich T., Orav E. J. et al. : Higher 25-hydroxyvitamin D concentrations are associated with better lower-extremity function in both active and inactive persons aged > or =60 y. Am J Clin Nutr 2004 ; 80(3) ; 752-758.
161) Ceglia L. : Vitamin D and skeletal muscle tissue and function. Mol Aspects Med 2008 ; 29(6) ; 407-414.
162) Gloth F. M. 3rd., Smith C. E., Hollis B. W. et al. : Functional improvement with vitamin D replenishment in a cohort of frail, vitamin D-deficient older people. J Am Geriatr Soc 1995 ; 43(11) ; 1269-1271.
163) Bischoff-Ferrari H. A., Conzelmann M., Stahelin H.B. et al. : Is fall prevention by vitamin D mediated by a change in postural or dynamic balance? Osteoporos Int 2006 ; 17(5) ; 656-663.
164) Bischoff-Ferrari H. A., Dawson-Hughes B., Willett W. C. et al. : Effect of Vitamin D on falls : a meta-analysis. JAMA 2004 ; 291(16) ; 1999-2006.
165) Pfeifer M., Begerow B., Minne H. W. et al. : Effects of a long-term vitamin D and calcium supplementation on falls and parameters of muscle function in community-dwelling older individuals. Osteoporos Int 2009 ; 20(2) ; 315-322.
166) Looker A. C., Pfeiffer C. M., Lacher D. A. ET AL. : Serum 25-hydroxyvitamin D status of the US population: 1988-1994 compared with 2000-2004. Am J Clin Nutr 2008 ; 88(6) ; 1519-1527.
167) Dawson-Hughes B. : Serum 25-hydroxyvitamin D and functional outcomes in the elderly. Am J Clin Nutr 2008 ; 88(2) ; 537S-540S.
168) Rizzoli R., Bianchi M. L., Garabédian M. et al. : Maximizing bone mineral mass gain during growth for the prevention of fractures in the adolescents and the elderly. Bone (in press)

169) Schurch M. A., Rizzoli R., Slosman D. et al. : Protein supplements increase serum insulin-like growth factor-I levels and attenuate proximal femur bone loss in patients with recent hip fracture. A randomized, double-blind, placebo-controlled trial. Ann Intern Med 1998 ; 128(10) ; 801-809.
170) Hampson G., Martin F. C., Moffat K. et al. : Effects of dietary improvement on bone metabolism in elderly underweight women with osteoporosis: a randomised controlled trial. Osteoporos Int 2003 ; 14(9) ; 750-756.
171) Dawson-Hughes B., Harris S. S., Rasmussen H.et al. : Effect of Dietary Protein Supplements on Calcium Excretion in Healthy Older Men and Women. J Clin Endocrinol Metab 2004 ; 89(3) ; 1169-1173.
172) Hannan M. T., Tucker K. L., Dawson-Hughes B. et al. : Effect of dietary protein on bone loss in elderly men and women : the Framingham Osteoporosis Study. J Bone Miner Res 2000 ; 15(12) ; 2504-2512.
173) Promislow J. H. E., Goodman-Gruen D., Slymen D. J. et al. : Protein Consumption and Bone Mineral Density in the Elderly : The Rancho Bernardo Study. Am. J. Epidemiol. 2002 ; 155(7) ; 636-644.
174) Feskanich D, Willett W. C., Stampfer M. J. et al. : Protein consumption and bone fractures in women. Am J Epidemiol 1996 ; 143(5) ; 472-479.
175) Meyer H. E., Pedersen J. I., Loken E. B. et al. : Dietary factors and the incidence of hip fracture in middle-aged Norwegians. A prospective study. Am J Epidemiol 1997 ; 145(2) ; 117-123.
176) Edelstein S. L. and Barrett-Connor E. : Relation between Body Size and Bone Mineral Density in Elderly Men and Women. Am J Epidemiol 1993 ; 138(3) ; 160-169.
177) Orwoll E. S., Bevan L. and Phipps K.R. : Determinants of Bone Mineral Density in Older Men. Osteoporos Int 2000 ; 11(10) ; 815-821.
178) Dennison E., Eastell R., Fall C. H. et al. : Determinants of bone loss in elderly men and women : a prospective population-based study. Osteoporos Int 1999 ; 10(5) ; 384-391.
179) Knoke J. D. and Barrett-Connor E. : Weight loss: a determinant of hip bone loss in older men and women. The Rancho Bernardo Study. Am J Epidemiol 2003 ; 158(12) ; 1132-1138.
180) Ensrud K. E., Fullman R. L., Barrett-Connor E. et al. : Voluntary weight reduction

in older men increases hip bone loss: the osteoporotic fractures in men study. J Clin Endocrinol Metab 2005 ; 90(4) ; 1998-2004.
181) Salamone L. M., Cauley J. A., Black D.M. et al. : Effect of a lifestyle intervention on bone mineral density in premenopausal women: a randomized trial. Am J Clin Nutr 1999 ; 70(1) ; 97-103.
182) Chao D., Espeland M. A., Farmer D. et al. : Effect of voluntary weight loss on bone mineral density in older overweight women. J Am Geriatr Soc 2000 ; 48(7) ; 753-759.
183) Fiatarone M. A., Marks E. C., Ryan N. D. et al. : High-intensity strength training in nonagenarians. Effects on skeletal muscle. JAMA 1990 ; 263(22) ; 3029-3034.
184) Esmarck B., Andersen J. L., Olsen S. et al. : Timing of postexercise protein intake is important for muscle hypertrophy with resistance training in elderly humans. J Physiol 2001 ; 535(Part 1) ; 301-311.

第5章
若年女性のやせ志向と栄養生理学的課題

永井成美

はじめに

　ダイエットは先進国の青年期や若年成人の女性集団において非常に蔓延した現象であるが，日本の若年女性においても強いやせ志向を有し，ダイエットにより体重をコントロールしようとする者が多く存在する。ダイエットの問題点は，健康的な食生活と習慣的な運動という観点なしに，食品のエネルギーや体重コントロールのみに関心を払い，極端な減食や偏った食事に陥りやすいことであろう。近年，若年女性の強いやせ願望がもたらす不適切な食生活や低体重（以下，やせと記す）の増加が，自らの体のみならず次世代の健康にも暗い影を落としているとの研究報告が国内外で相次いでおり，行きすぎたやせ志向に歯止めをかけることが喫緊の課題となっている。

　本章では，若年女性（ここでは，おもに20〜29歳の日本人女性を指す）のやせ志向の現状とその栄養生理学的課題について述べるとともに，筆者らの研究から得られた知見や，国内外の若い女性と次世代の健康を視野に入れた予防的な取組みなど，今後の展望についても述べてみたい。

兵庫県立大学環境人間学部

1. 若年女性のやせ志向

(1) 若年女性のスリム化

　厚生労働省の調査では，20歳代の日本人女性の4～5人に1人が，BMI 18.5kg/m^{2}未満のやせに分類されている[1]。経年的には，20歳代女性の平均BMIは過去約60年間で22.0kg/m^2（1950年：平均身長150.3cm，平均体重49.7kg）から20.7kg/m^2（2006年：平均身長158.1cm，平均体重51.7kg）へと低下しており，国レベルでこれほど顕著に若年女性集団のBMIが低下している例は世界的にみてもまれであると言われている[2],[3]。図5-1は，1950年以降の20～29歳女性の平均身長，平均体重，およびこれらの値から計算で求めたBMIの経年変化をプロットしたものである。グラフからは，身長は伸びているが体重の増え方がわずかであるためにBMIが低下していることが明ら

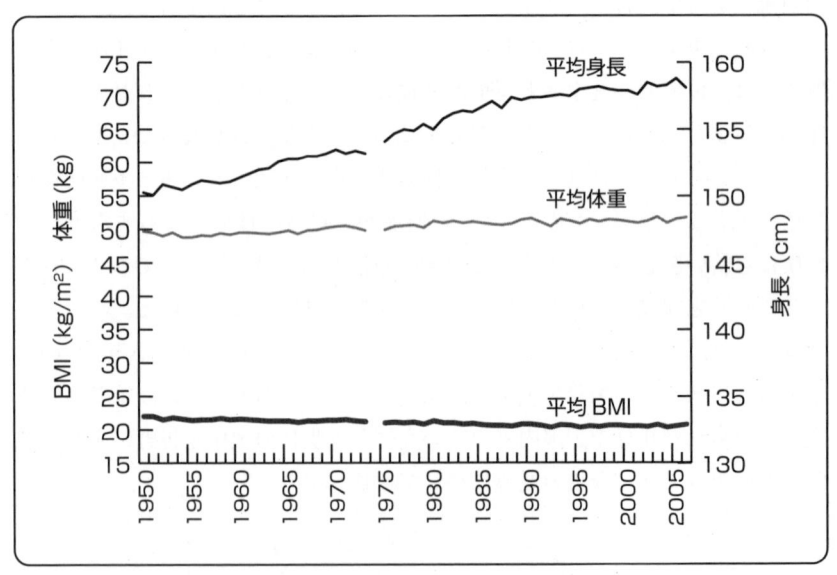

図5-1　20～29歳女性の身長，体重，BMIの経年変化（1950～2006年）
　各年のBMIは平均身長と平均体重より計算した。1974年のデータは欠損（測定データなし）として扱った。
　　　　昭和25～平成14年（1950～2006）国民栄養調査結果，および平成15～18年
　　　　国民健康・栄養調査結果（厚生省または厚生労働省）を基に筆者作成

かであり，20歳代女性は半世紀以上かけて少しずつ，背が高く細身の体型へと変化していることがわかる。

(2) 若年女性のやせ志向
1) やせの増加と理想BMI

20歳代女性におけるやせの者の割合は，1980年には12.4%であったが徐々に増加し，95年以降は20〜25%で推移している（表5-1）。また，平均BMIが20.7 kg/m^{2}と普通体重の範囲（18.5以上25 kg/m^{2}未満）にあるにもかかわらず，20歳代女性が理想とするBMIは平均19.0 kg/m^{2}で現状よりも低い（2008年データ）[1]。例えば，身長160 cmの女性ならば現体重が52.9 kg，理想体重が48.6 kgとなり，両者には4.3 kgの差がある（表5-2）。

表5-1　20歳代女性のやせの割合年次推移（単位：%）

調査年	やせの割合	調査年	やせの割合	調査年	やせの割合
1980	12.4	1990	17.7	2000	24.2
1981	14.0	1991	19.3	2001	20.0
1982	11.4	1992	25.2	2002	26.0
1983	14.6	1993	17.1	2003	23.4
1984	14.8	1994	19.0	2004	21.4
1985	16.8	1995	24.5	2005	22.6
1986	18.2	1996	21.4	2006	21.7
1987	17.7	1997	23.3	2007	25.2
1988	21.2	1998	20.3	2008	22.5
1989	18.0	1999	23.1		

やせ：BMI<18.5kg/m^2。

昭和55年〜平成14年国民栄養調査結果，および平成15年〜20年国民健康・栄養調査結果（厚生省または厚生労働省）を基に筆者作成

表5-2　BMI，体重の理想との差（身長160cmの女性の場合）

	現　在	理　想	差
BMI（kg/m^2）	20.7	19.0	1.7
体重（kg）	52.9	48.6	4.3

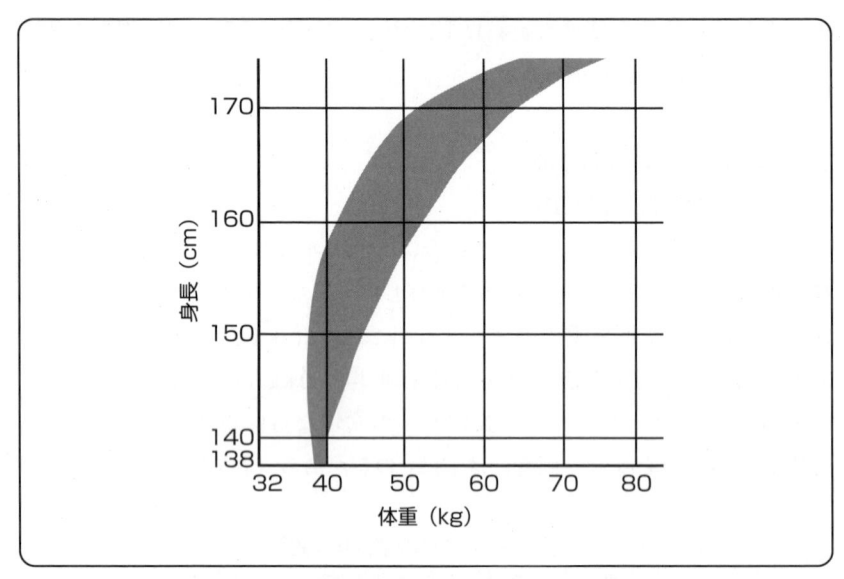

図5-2 美しく見える身長と体重のバランス
網かけ部分は一定の身長と体重のバランスを保っている美しい体の女性の分布ゾーンとされている。　　　　　　　　　　　　　　　　　　　　　　資料提供：(株)ワコール

　図5-2は大手下着メーカーによる「ゴールデンカノン　美しさのバランス」[4]のなかの，女性が美しく見える身長・体重のバランスグラフである。身長160 cmの女性の美しく見える体重は概ね42〜52.5 kg（BMI 16.4〜20.5 kg/m^2）に分布している（注：やせすぎへの注意とともに，身長と体重以外にも人体にはさまざまな美しく見えるバランスの比率があることを紹介したうえでの記載である）。20歳代女性の理想BMIが19.0 kg/m^{2}であるのは，より美しく見える体型を獲得したいという願望が反映されているためであると考えられる。

2）やせに向かう女性

　わが国では，"国レベル"で若年女性集団のスリム化が生じている。その理由として，高度情報化社会において，理想の体型に近づきたいという個々の女性の願望が交友関係やメディア，インターネット等を介しながら増幅されて流行のようになり，若年女性の共通の価値観としての"やせ志向"が形成されていることが推察される。また，大都市部の女性のほうが，他の地域

に住む女性よりも強い"やせ願望"を有しているとの報告[5]からは，やせて美しくなることへの文化的・社会的圧力が強いと思われる（例：ファッションへの関心が高く，体型や外見に気を遣っている女性のほうが成功しやすいと思われている）環境において，よりやせ志向が強まることがうかがえる。若年女性集団のスリム化は共有された個人の価値観と，各個人の背中を押す社会的な力の両者によって生じているものと考えられる。

厚生労働省の調査では，20歳代女性の44%が自分の体型を"太っている・少し太っている"と考えていることや，20歳以上の女性では，普通体重者の50%，やせの者であっても13%が現在よりも体重を減らそうとしており[1]，健康上やせる必要がない者までがやせようとしていることも明らかとなっている。さらに，30歳代以上の女性では"過去の自分と比べて"太っていると思う者の割合が最も高いが，20歳代女性では"他人と比べて"自分が太っていると思う者の割合が最も高い[1]。比べる対象である，理想のボディイメージの形成には，放送や出版などのメディアの影響が大きいと考えられるが，このことは英国医師会科学教育委員会の報告書『Eating Disorders, Body Images & The Media』[6]に詳しいため，本章では和訳された文献の紹介にとどめる[7]。

(3) エネルギーと主要栄養素摂取量の推移

図5-3は，20歳代女性の1日の摂取エネルギーと主要栄養素摂取量の経年変化を示したものである。1995年の1日のエネルギー摂取量は1,866 kcal（タンパク質74.5g，脂質60.6g，炭水化物249g）であったが，2008年は1,652 kcal（タンパク質52.9g，脂質59.9g，炭水化物226g）であり，14年間で約200 kcalの減少が認められる。

(4) エネルギーおよび栄養素摂取状況
1) エネルギー

日本人の食事摂取基準[8]によると，18〜29歳女性（基準体重50.6 kg）の基礎代謝量は1,120 kcal/日であり，身体活動レベルⅠ（低い）に該当する者

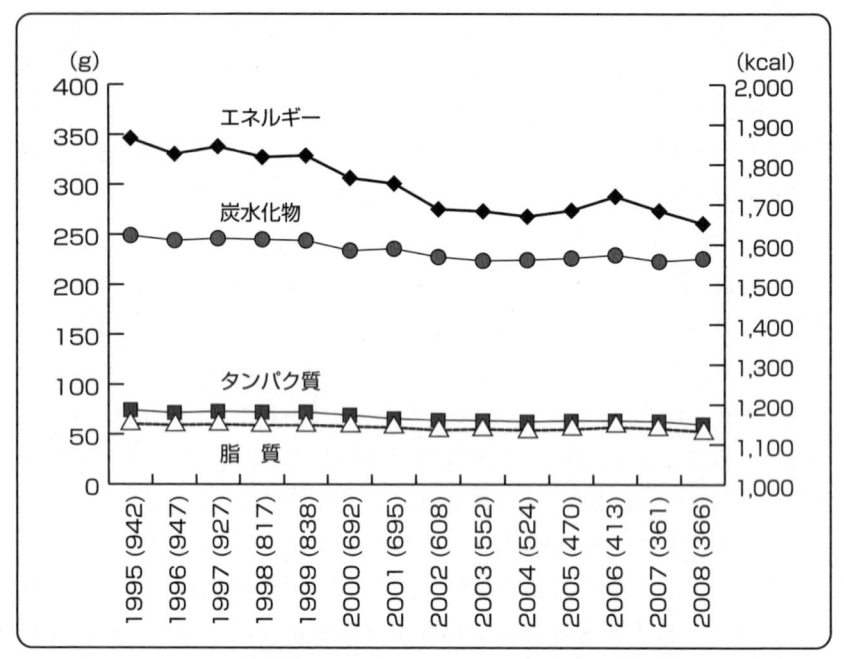

図 5-3　20〜29 歳女性のエネルギーおよび主要栄養素摂取量の経年変化
（　）内は，調査対象数。調査が世帯単位から個人単位に切り替わった 1995 年以降のデータを用いた。
国民栄養調査，国民健康・栄養調査データ（厚生労働省）より筆者作成

には 1.5 を乗じた 1,680 kcal，レベル Ⅱ（ふつう）に該当する者には 1.75 を乗じた 1,960 kcal が 1 日の推定エネルギー必要量とされている。推定エネルギー必要量とは，「エネルギーの不足のリスクおよび過剰のリスクの両者が最も小さくなる摂取量（成人では摂取量と消費量が釣り合うところ）」のことであり[8]，これより低くなるほど不足のリスクが高まってゆく。20〜29 歳女性の 1 日の平均エネルギー摂取量（2008 年）は 1,652 kcal であり[1]，この集団に身体活動レベル Ⅱ（ふつう）に該当する者が多い場合には，エネルギー不足のリスクが存在する。ただし，不足のリスクを正確に知るには，個別に推定エネルギー必要量を求め，エネルギー摂取量が必要量より少ない者が集団のなかにどのくらいの割合で存在するのかを調べる必要がある。また，調査時

における対象者の過少報告の問題などにも留意しておく必要があるだろう。今後の詳しい調査が待たれる。

2) タンパク質

食事摂取基準では，18～29歳女性（基準体位）の1日のタンパク質推定平均必要量（50％の人が必要量を満たすと推定される1日の摂取量）は40g，推奨量〔ほとんどの人（97～98％）が1日の必要量を満たすと推定される1日の摂取量〕は50gとされている[8]。20～29歳女性の1日の平均タンパク質摂取量（2008年）は59.9gであり，この値が習慣的な摂取量であるとすれば，不足のリスクは低いと考えられる。

3) 脂肪エネルギー比率

食事摂取基準では，18～29歳女性の脂質摂取量は，目標量として脂肪エネルギー比率で20以上30未満（％エネルギー）と定められている[8]。20～29歳女性の脂肪エネルギー比率（2008年）は平均28.3％エネルギーであり，見かけ上は目標量の範囲内にある。ただし，エネルギーの摂取状況が適正な範囲外にある者の場合には注意を要する。

4) 微量栄養素

表5-3に，おもな微量栄養素の摂取量（2008年）と食事摂取基準[8]を示した。このなかで，1日のカルシウム摂取量は平均408mgで，推定平均必要量の550mgを下回っている。また，1日の鉄摂取量も平均7.5mgで，推定平均必要量の8.5mgを下回っており，カルシウムと鉄の不足リスク者の割合は50％よりも高いことが推察される。さらに，食品の摂り方についても20歳代女性では微量栄養素の供給源となる[9]野菜や牛乳・乳製品の摂取量が摂取目標量を下回っているという調査があり，意識的な摂取が望まれる。

健康を維持し活力ある生活を送るためには，エネルギーや各栄養素の適切な摂取が必要であるが，若年女性では必ずしも十分に摂取できているとは言えない状況である。摂取レベルが十分でないと考えられるエネルギーや栄養素の適正な摂取を推奨するとともに，実際にダイエット等によって低栄養の状態にある若年女性がどれくらいの割合で存在するのかについても，今後明らかにしていく必要があると考えられる。

表5-3　20～29歳女性のおもな微量栄養素の摂取量と食事摂取基準

栄養素	20～29歳女性の摂取量[1]	18～29歳女性の食事摂取基準[8]		
		推定平均必要量	推奨量	上限量
ビタミンA（μgRE）	601	450	650	3,000
ビタミンB_1（mg）	1.58	0.9	1.1	—
ビタミンB_2（mg）	1.82	1.0	1.2	—
葉酸（μg）	250	200	240	1,300
ビタミンC（mg）	109	85	100	—
カルシウム（mg）	408	550	650	2,300
鉄（mg）	7.5	8.5	10.5	40

推定平均必要量：50％の人が必要量を満たすと推定される1日の摂取量，推奨量：ほとんどの人（97～98％）が1日の必要量を満たすと推定される1日の摂取量，上限量：ほとんどすべての人が，過剰摂取による健康障害を起こすことのない最大の1日の摂取量。鉄の食事摂取基準は"月経あり"を使用した。

『平成20年国民健康・栄養調査結果[1]』および『日本人の食事摂取基準2010年版[8]（厚生労働省）』より筆者作成

2．次世代への影響

(1) やせやダイエットの妊娠・出産への影響

　やせの者の割合は，20歳代のみでなく30歳代の女性においても増加している[1]。マタニティ雑誌や女性誌には，妊娠中も美容やおしゃれに気をつかい，産後は速やかに元の体型に戻した有名人の記事が掲載されるなど，妊娠中も体重増加には敏感なようすがうかがえる。しかし，妊娠中の行きすぎた体重抑制は胎児の発育に影響を及ぼすことは明らかである[10),11)]。日本人のデータでは，妊娠前の体格がやせかふつうであった女性で，妊娠中の体重増加量が7kg未満の場合には低出生体重児を出産するリスクが高いことが報告されている[11)]。

　一方，出生に関するデータをみると，平均出生体重（単産の場合）は3.20kg（1975年）から3.01kg（2004年）へと減少し，出生時の体重が2,500gに満たない低出生体重児の割合は全出生数の5.1％（1975年）から9.6％（2008年）へと増加している（図5-4）[12)]。低出生体重児の割合が高くなったのは，出産年齢

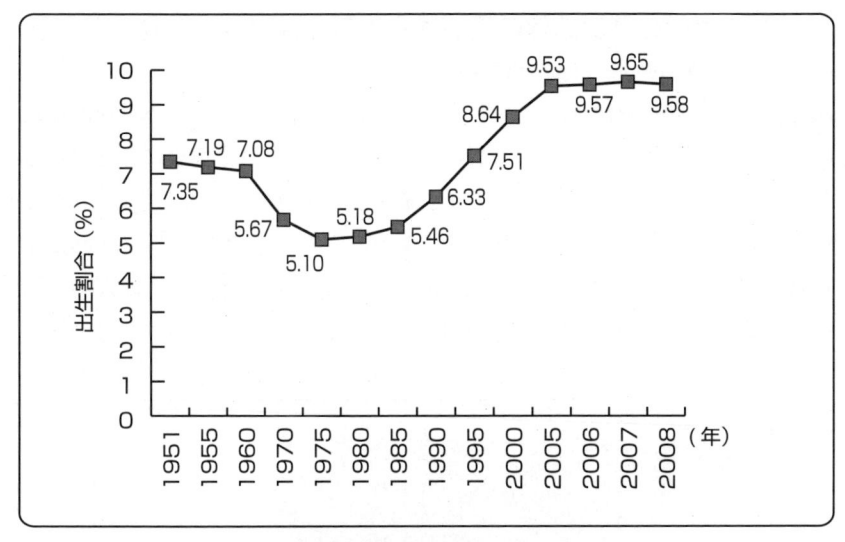

図 5-4　低出生体重児の出生割合

文献 12) データより筆者作成

層のBMI低下や妊娠中の体重増加抑制といったやせ志向に関連する原因に加え，第一子出産年齢の上昇や喫煙などの原因が考えられている[10),11)]。

(2) 妊娠期の栄養摂取の問題点

　妊娠期の女性は，エネルギーや各種栄養素を非妊娠時よりも十分に摂取する必要があるが，エネルギーをはじめカルシウムや鉄などは1日に必要とされる摂取量を確保できていない状況にある[10)]。また，妊娠初期から後期まで有意なエネルギー摂取量の増加を認めず，エネルギーとビタミンB群の摂取量が適切でないという報告や[13)]，エネルギー摂取量は非妊婦と変わらず，妊娠中に増えもせず，妊娠経過とともに栄養不足を示すバイオマーカーであるケトン体高値を認める例が増加したという報告もある[14)]。妊娠期の栄養摂取状態は憂慮すべき状況にあると言える。

(3) 次世代の健康確保の視点から若年女性のやせ志向を考える

DOHaD (Developmental Origins of Health and Disease) は，GluckmanとHanson[15]により提唱された，「発達期の環境の変化に対応した不可逆的な反応が生じると，発達が完了した時期の環境とマッチすれば健康に生活できるし，もしマッチしなければ成人期のさまざまな疾患の源となる[16]」という，成人期の疾病発生の起源を胎児期に位置づける考え方である[15]。Gluckmanらは，環境への反応性についてpredictive adaptive responses〔PARs：胎芽期，胎児期（感受期）に子宮内環境によって誘発された反応は，将来同じ

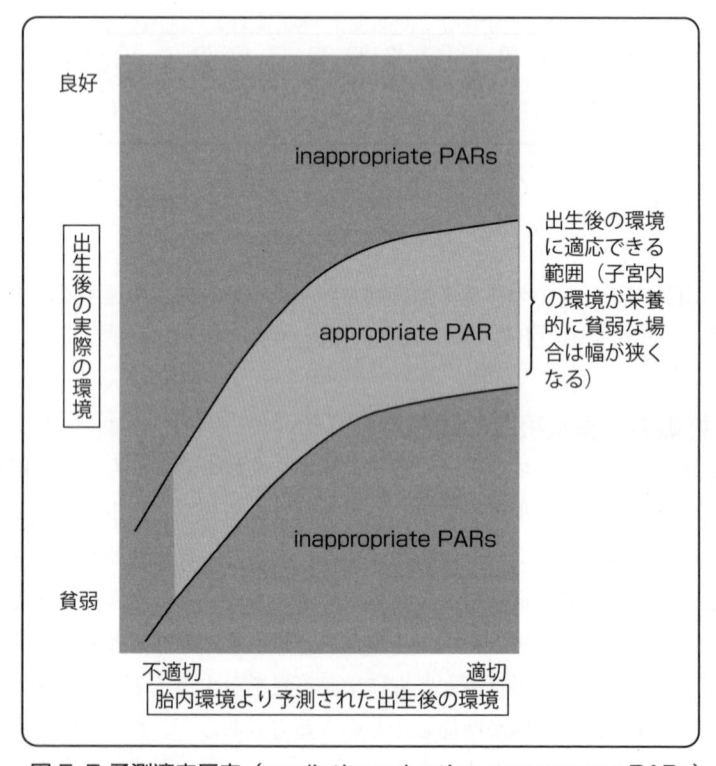

図5-5 予測適応反応 (predictive adaptive responses：PARs)
胎児は子宮内の情報に基づいて出生後の環境により適した体内恒常性の範囲を設定する。出生後の環境と予測が一致すればPARsは適正となり疾患のリスクは低くなるが，一致しなければ疾患リスクは高くなる。　　　　　　　　　　　文献15)図1を筆者和訳・加筆

環境におかれたときに有効に働く〕という考え方を導入した[15),16)]。図5-5に示したように，出生後の環境が子宮内環境と類似していれば健康状態への影響は少ないが（appropriate PAR），出生後に子宮内環境と異なる環境におかれると，発達期に獲得した適応での対応が困難となり健康状態の悪化につながることになる（inappropriate PARs）[15),16)]（図5-5）。

DOHaDモデルに基づくならば，平均出生体重低下や低出生体重児増加（子宮内栄養環境の悪化）は，生まれてくる子どもたちの成人期の健康状態の悪化や疾病発生につながることになり，次世代の健康の確保という視点からも，非妊娠期も含めた若年女性のやせ志向に対する取組みが必要である[16)]。

3. 若年女性の体組成と代謝に関する研究

(1) 正常体重肥満症候群

今からおよそ30年前，ボストン大学のRudermanとSchneiderらは[17),18)]，体重やBMIは正常であっても代謝的にはインスリン抵抗性など肥満者のような代謝異常を示す者がいることに着目し，"metabolically obese, normal weight (MONW) individuals（代謝的には肥満の正常体重者）"と論文に記した。Rudermanらはその20年後に，MONW者はBMIが$20 \sim 27 \ kg/m^2$の範囲で成人後の体重増加もわずか（$2 \sim 10 \ kg$）であるにもかかわらず，インスリン抵抗性と内臓脂肪蓄積，低い最大酸素摂取量などを認めることから，若年期からの適切な食事と運動によって糖尿病等の疾患を予防する必要があると警告している[19)]。

このように正常体重肥満症候群の概念やそのリスクは古くから報告されていたが，2006～2007年にイタリアのDe Lorenzoら[20)-22)]がNormal Weight Obeseという名称を用いた論文を公表したことや，2008年にはメイヨークリニックから米国人の正常体重者の半数以上が体脂肪率が高く，心臓病発症につながる代謝異常者も多いとのレポート[23)]が報じられて話題となり，そのタイトルに使われたnormal weight obesity（NWO，本稿では正常体重肥満と訳す）という用語が用いられるようになっている[24),25)]。

(2) 正常体重肥満症候群の健康上のリスク

De Lorenzoら[20]は，Rudermanらの概念[17,18]を引用しつつ，肥満者には，①MS（メタボリックシンドロームの危険にさらされている肥満者），②MHO（代謝的には健康な肥満者），③MONW（代謝的には肥満の正常体重者）の3つのサブタイプがあると述べている。そして，③に該当する正常体重肥満女性の体組成と代謝，心血管疾患のリスクファクターの関連を精査した。

図5-6はDe Lorenzoら[20]による正常体重肥満女性の特徴を示したものである。体型は非肥満者と同じであるが，左脚除脂肪組織量が少なく安静時代謝が低い。また，血清脂質からみた心血管疾患危険指標のいくつかは，過体

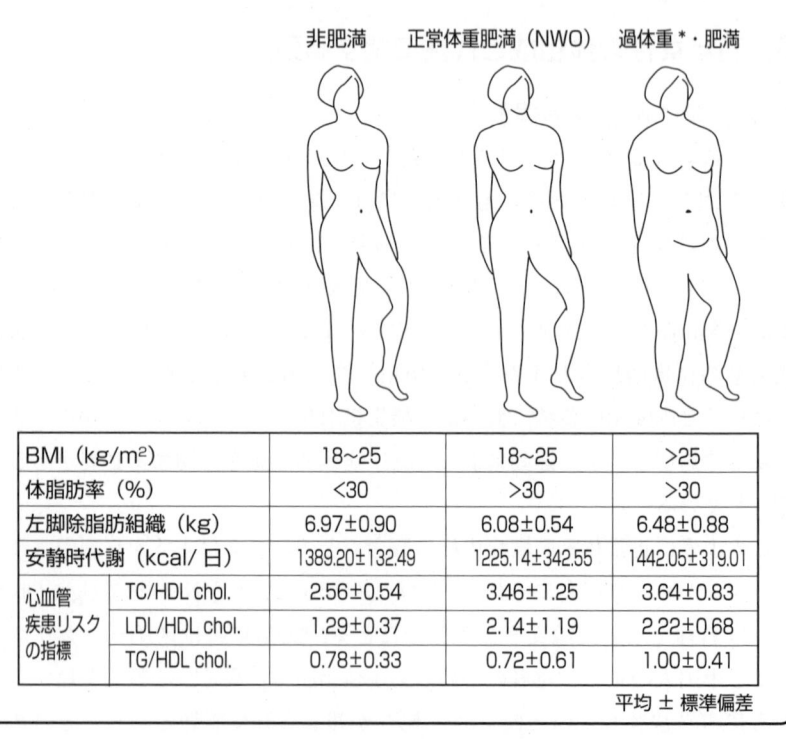

		非肥満	正常体重肥満（NWO）	過体重*・肥満
BMI (kg/m^2)		18〜25	18〜25	>25
体脂肪率（%）		<30	>30	>30
左脚除脂肪組織（kg）		6.97±0.90	6.08±0.54	6.48±0.88
安静時代謝（kcal/日）		1389.20±132.49	1225.14±342.55	1442.05±319.01
心血管疾患リスクの指標	TC/HDL chol.	2.56±0.54	3.46±1.25	3.64±0.83
	LDL/HDL chol.	1.29±0.37	2.14±1.19	2.22±0.68
	TG/HDL chol.	0.78±0.33	0.72±0.61	1.00±0.41

平均 ± 標準偏差

図5-6　正常体重肥満の特徴

*：原文のPreObeseは，日本肥満学会の判定基準と名称に基づき「過体重」と訳した。

文献20）図1を筆者和訳

重・肥満者に似た数値を示し、正常なプロフィールを有する非肥満者とは異なっている。その後のスイス人女性[24]や米国人男女における研究[25]からも、正常体重肥満は心血管疾患のリスクを増加させることが報告されている。

(3) 正常体重肥満の判定基準

正常体重肥満には性差（女性に多く男性に少ない）が認められるとの報告があり[22),24),26)]、性差を加味した判定基準作りが必要と考えられているが[24]、統一された判定基準はまだない。正常体重肥満の判定には通常BMIと体脂肪率が用いられている。BMIについては、国際的に$25 \leq BMI < 30 \ kg/m^2$が過体重で$30 \ kg/m^2$以上が肥満（日本では$25 \ kg/m^2$以上が肥満）と定義されていることから、BMI $25 \ kg/m^2$以上を過体重・肥満とし、正常体重肥満は$18.5 \leq BMI < 25 \ kg/m^2$、あるいはその前後の値とする報告が多くみられる。

一方、体脂肪過剰を定義するためのカットポイントは統一されておらず（表5-4）、測定方法もDEXAやインピーダンス法などが混在している。将来の心血管疾患や2型糖尿病予防のために、ただし女性の月経維持可能な体脂肪量を下回る極端なやせに誘導しないような配慮も含まれた、正常体重肥満のスクリーニング方法や判定基準の確立が望まれる。

(4) 若年女性の正常体重肥満

本章では若年女性のやせ志向について述べてきたが、近年やせが増加している一方で、やせや普通体重でありながら体脂肪率が高い女性が青年期から若年成人にかけて高頻度でみられることが報告されている[29)-34)]。つまり、女性のやせには、極端なやせと、やせていながら体脂肪率が高い正常体重肥満の両者が含まれており、それぞれに成因と対処方法が異なると考えられる。

若年女性における正常体重肥満の割合については、筆者ら[29]の調査では103名の女子大学生（20.9±0.8歳）のうち、正常体重肥満者（BMI<$25 \ kg/m^2$、体脂肪率$\geq 30\%$、インピーダンス法による）の割合は16%であり（表5-5）、小林ら[30]による調査では、241名の女子大学生（21.0±2.0歳）のうち、正常体

表 5-4 体脂肪過剰を定義するカットポイント (単位：%)

年齢グループ[e] (歳)	De Lorenzo (女性のみ) 文献 20)〜22)	NHANES[a] 文献 26)	スイス[b] 文献 24), 27)	Romero- Corral[c] 文献 25)	Other[d] 文献 28)
男 性					
20 〜	−	29.1		23.1	
35 〜 44			28.1		
45 〜 54			28.7		
55 〜 64			30.6		
65 〜 74			32.6		
20 〜 39					28
40 〜 59					29
60 〜 79					29
女 性					
20 〜	30	37.2		33.3	
35 〜 44			35.9		
45 〜 54			36.5		
55 〜 64			40.5		
65 〜 74			44.4		
20 〜 39					40
40 〜 59					41
60 〜 79					41

a：米国在住白人，BMI > 30 kg/m^2，b：スイス人，95 th パーセンタイル，c：BMI 18.5〜24.9 kg/m^2，体脂肪率が高いグループの平均値（三分位），d：米国在住アジア人で BMI > 30 kg/m^2
文献 24)表 1 を筆者改変

重肥満者（18.5≦BMI<25 kg/m^2，体脂肪率≧30%，DEXA 法による）の割合は 20.7% と報告されている（注：判定基準がないため，両調査とも暫定的な結果である）。

わが国における正常体重肥満の報告から，対象が10歳代のみのもの[32)-34)]，BMI や体脂肪率のカットポイントが異なるもの[31)-33)]，BMI 以外の肥満判定法を用いているもの[33)] などを除くと，国外の幅広い年齢層を含むデータ（表

5-4)[21)-28)]と比較が可能な報告はわずかであり，女子大学生以外の成人女性や成人男性を対象とした研究の蓄積が待たれる。

(5) 若年女性の正常体重肥満と交感神経活動

正常体重肥満女性（16〜54歳）の代謝上の問題点として，De Lorenzoら[20)]は左脚徐脂肪組織が少ないほど安静時エネルギー代謝が低いことを報告しており，代謝活性の高い筋肉の減少が低い代謝につながると考えられている。また，小林ら[30)]は，正常体重肥満の若年女性（平均21歳）では活性組織である全身骨量と骨密度が低いことや，レプチン抵抗性があることを示唆している。

筆者ら[29)]は，若年女性の正常体重肥満の要因を生理学的に検討するために，年齢，身長，エネルギー摂取量，身体活動量がマッチした標準群（BMI・体脂肪率ともに普通の範囲）と正常体重肥満群（表5-5）の自律神経活動を比較した（自律神経活動の評価方法は第1章に詳しいためここでは割愛する）。

自律神経系は脂質代謝やエネルギー調節に密接にかかわっており，交感神経活動の減弱は熱産生低下や肥満につながりやすい[35)-37)]。そのため，相対的に体脂肪量が多い正常体重肥満者においても交感神経活動低下が予測された。

図5-7は，自律神経活動を心拍変動パワースペクトルで示したものであ

表5-5 各体型の定義と出現率[29)]

	BMI（kg/m^2）	体脂肪率（%）	人数（%）
や　せ	〜18.4	〜24.9	7（6.8）
標　準	18.5〜24.9	〜24.9	43（41.8）
正常体重肥満傾向[a]	〜24.9	25〜29.9	35（34.0）
正常体重肥満	〜24.9	30〜	16（15.5）
肥　満	25〜	30〜	2（1.9）
被験者の平均値計	19.9	25.4	103（100.0）

注）肥満学会定義による「やせ（BMI<18.5kg/m^2）」の者は20名であり，上記分類のやせ，正常体重肥満傾向，正常体重肥満の3群に含まれる。
[a]：正式名称ではなく，報告中で正常体重肥満になりやすい傾向がある者と位置づけた。

文献29)より

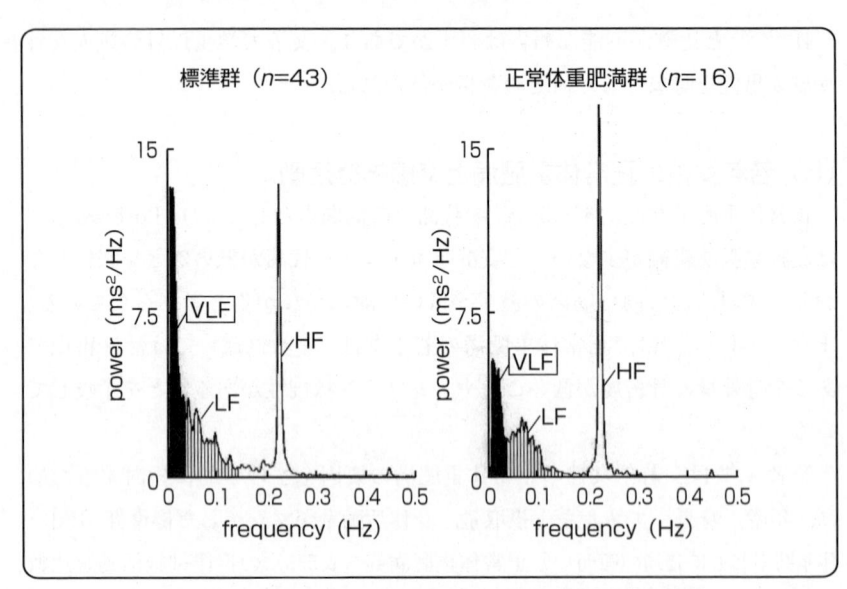

図 5-7 標準群と正常体重肥満群の自律神経活動の比較

文献 29) より

り，左は標準群43名の平均パワースペクトル（個別データを加算平均してコンピュータ画面上で1つのスペクトルにしたもの）で，右は正常体重肥満群16名分の平均パワースペクトルである．図5-7からは，正常体重肥満群ではVLFのピーク（体温・熱産生に関与する交感神経の活動レベルを表す）が標準群よりも低いことが視覚的にも明らかであり，スペクトル超低周波数帯域より求めたVLF powerも有意に低値を示した（470 ± 65 vs. 230 ± 28 ms^2/Hz, mean ± SE, $p=0.001$）．以上の結果から，交感神経を介したエネルギー調節機構の減弱が正常体重肥満者の体脂肪蓄積の一因である可能性が示唆された．

(6) 交感神経活動低下と減食ダイエット

正常体重肥満の若年女性において交感神経活動の低下が認められた原因を探るために，若年女性ではダイエットをしている者が多いこと，食事制限を

3. 若年女性の体組成と代謝に関する研究

主とするダイエットでは筋肉などの除脂肪組織が減少しやすいことの2点に着目し,「食事制限中心のダイエット,あるいはその繰り返しが若年女性の交感神経活動を弱める一因となっている」との仮説を立て,ダイエット経験と心拍変動より求めた交感神経活動との関連を検討した[38]。

健常な20歳代前半の女性100名(前研究[29]の対象とは異なる)を,ダイエット経験(食事制限を主とする減量を概ね1週間以上実施したことがある)の有無により2群に分け,体組成と交感神経活動を比較した。ダイエット経験は約半数(45%)に認められ,平均ダイエット回数は2.2 ± 0.2(1〜7)回,平均リバウンド回数は1.2 ± 0.2(0〜4)回,初めてダイエットを行った年齢は平均16.5 ± 0.4(11〜21)歳であった。

交感神経活動は,ダイエット経験あり群では,経験なし群に比べて体温・熱産生に関与する交感神経活動(VLF power)が有意に低値を示した(表5-6)。重回帰分析を行うと,VLF powerの低下には,ダイエット開始年齢が高いこと(＝現在の年齢に近いこと),およびリバウンド回数が多いことが他の要因と独立して関連していた。以上の結果から,若年女性の交感神経活動低下には食事制限を主とするダイエット経験があること,そして比較的短期間で体重のリバウンドが繰り返されていることが関連していると考えられた。

表5-6 ダイエット経験あり群となし群の自律神経活動の比較[38]

	ダイエット経験あり群 (n=45)	ダイエット経験なし群 (n=55)	p値
Total power[a](ms^2/Hz)	2,059 ± 440	1,919 ± 203	NS
VLF power[b](ms^2/Hz)	339 ± 47	494 ± 57	0.038
LF power[c](ms^2/Hz)	488 ± 59	590 ± 68	NS
HF power[d](ms^2/Hz)	1,231 ± 396	835 ± 134	NS
交感神経活動指標(LF/HF)	1.0 ± 0.2	1.4 ± 0.2	0.073

平均±標準誤差. 対応のないt検定(ダイエット経験あり群 vs. 経験なし群)。
[a]:Total power(総自律神経活動), [b]:VLF(very-low-frequency)power, 体温・熱産生に関与する交感神経活動, [c]:LF(low-frequency)power, おもに交感神経活動, 一部に副交感神経活動を含む, [d]:HF(high-frequency)power, 副交感神経活動.

文献38)より

交感神経を介した生体の自律的なエネルギー消費機構は，エネルギー摂取量の増減に応じて余剰エネルギーを熱として散逸し，結果として肥満を防ぐ方向に働くとされている[39]。食事制限中心のダイエットにより交感神経活動低下が起こると，生体は体脂肪が蓄積しやすくリバウンドしやすい状態となり，リバウンドが起こると次のダイエット行動が誘発されるというように，ダイエット行動の繰り返しにつながりやすいと考えられる。

なお，交感神経活動低下には，食事制限によるダイエットのみでなく不活発な生活や生活リズムの乱れ，さらには肥満関連遺伝子多型との関連[36),41),42)]など多様な要因があり，より多面的な検討が必要である。

4．若年女性のヘルスアップをめざして

（1）和食を中心とした食事介入試験 [42]

若年女性の食事は量的・質的に問題があり，妊娠期にも栄養上の問題が継続しやすいとの実態から，厚生労働省は『妊産婦のための食生活指針』[10]

主要栄養素のエネルギー比率

参加者の普段の食事
- タンパク質 15%
- 糖質 56%
- 脂質 29%

試験食（和食）
- タンパク質 19%
- 糖質 62%
- 脂質 19%

3食のエネルギー比率

普段の食事：朝 25　昼 30　夕 36　間食 9　（単位：%）

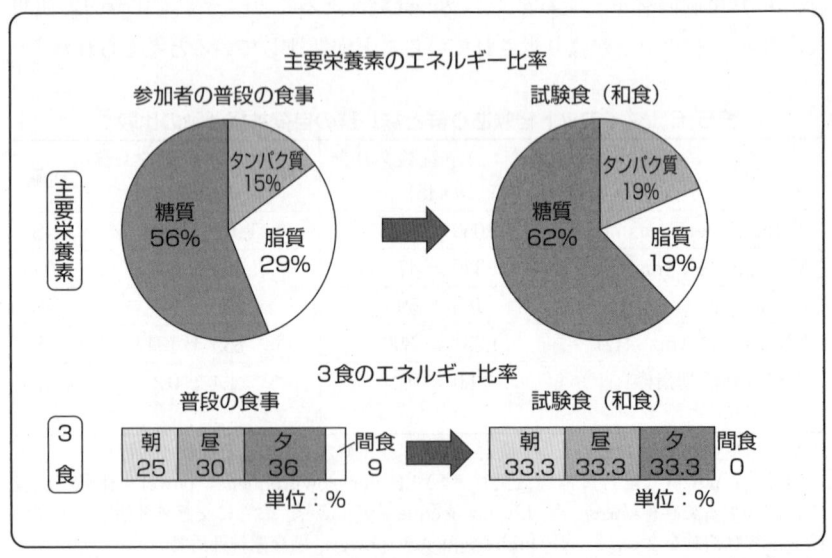

試験食（和食）：朝 33.3　昼 33.3　夕 33.3　間食 0　（単位：%）

図5-8　普段の食事と試験食（和食）の違い　　　文献42）より

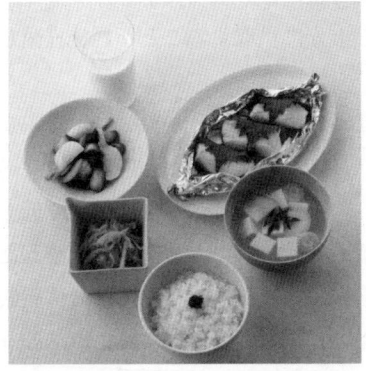

〈朝食〉 ご飯 80g, 白身魚のしそ焼き [たら 75g, 青しそ 3 枚, 塩少々], 酢のもの [カットわかめ 1g, カブ・キュウリ各 20g, ニンジン 5g, 酢大さじ 1/2, しょうゆ小さじ 1/2, 砂糖小さじ 1/2, 塩少々, ショウガせん切り少々], 切り干し大根の煮もの [切り干し大根 5g, 油揚げ 5g, ニンジン 10g, しょうゆ小さじ 1/2, 砂糖小さじ 1/2, だし汁 70m*l*], みそ汁 [豆腐 50g, ネギ 3g, かまぼこ 3g, みそ小さじ 1/2, みりん小さじ 1/3, しょうゆ少々, だし汁 150m*l*], のりのつくだ煮 1g, 低脂肪牛乳 1 カップ

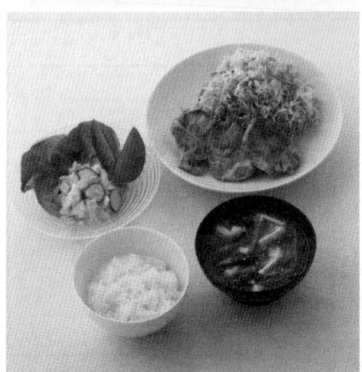

〈昼食〉 ご飯 80g, 豚肉のショウガ焼き [豚肉 (赤身) 40g, ショウガ 5g, しょうゆ小さじ 2/3, みりん小さじ 1/3, キャベツ 100g, ピーマン 4g], ポテトサラダ [ジャガイモ 40g, キュウリ 20g, ニンジン 10g, ハム 5g, コーン 8g, マヨネーズ (低脂肪) 小さじ 2, 塩・こしょう各少々, サラダ菜 10g, トマト 40g], みそ汁 [ホウレンソウ 30g, 油揚げ 5g, みそ小さじ 1, みりん小さじ 1/3, しょうゆ少々, だし汁 150m*l*]

〈夕食〉 ご飯 80g, ぶりの照り焼き [ぶり 30g, しょうゆ・みりん各小さじ 1/2g, ショウガの甘酢漬け少々, サヤエンドウ 5g], 春雨サラダ [春雨・ハム・卵焼き各 5g, 酢小さじ 1, 砂糖小さじ 1/2 強, みりん小さじ 1/3, しょうゆ小さじ 1/2, 削りがつお 2.5g, だし汁 70m*l*], わかめスープ [カットわかめ 0.5g, ニラ 20g, 固形コンソメ 1.5g, しょうゆ小さじ 1/3, ごま少々], ナシ 150g

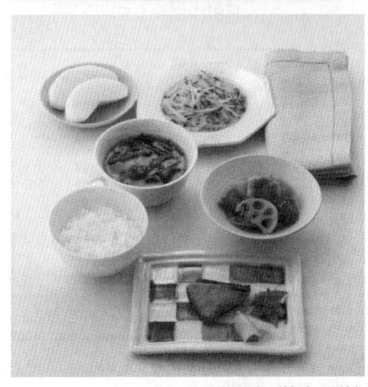

(撮影／鈴木正美)

図 5-9 試験食 (和食) の献立例
NHK ためしてガッテン 2009 vol.13 夏号. 主婦と生活社, 2009, p.28-29 より

を策定し，妊娠前から主食・主菜・副菜を組み合わせた食事を摂ること，脂肪の割合を増やさないために炭水化物を十分に摂取することなどを推奨している．

和食は通常，主食の米に汁物，主のおかず（主菜），副えのおかず（副菜）が揃った形態で摂取されるため栄養バランスを整えやすく，西欧食に比べて低脂肪である点が前出の指針と合致する．そこで，筆者らは低脂肪で低エネルギーの，しかし他の栄養素については十分に摂取できるように調整した和食献立（1食400 kcal，図5-8，5-9）を用意し，普通体重でありながら体脂肪率が高く減量を希望する女性11名（年齢：21.7 ± 0.5歳，BMI：21.0 ± 0.5 kg/m^2，

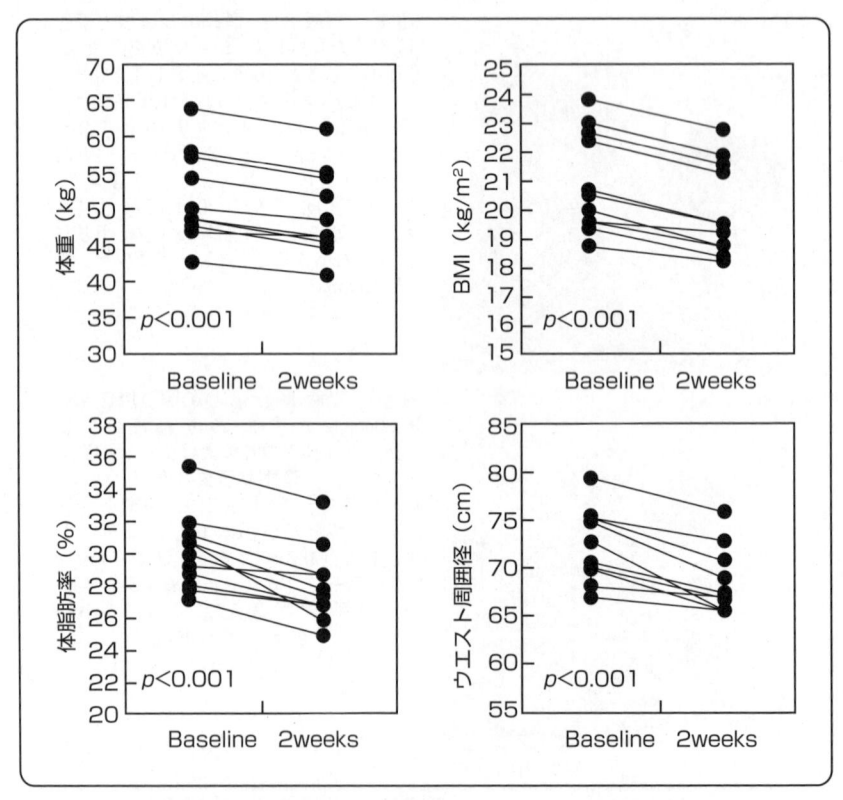

図5-10 体重，BMI，体脂肪率，ウエスト周囲径の変化

文献42)より

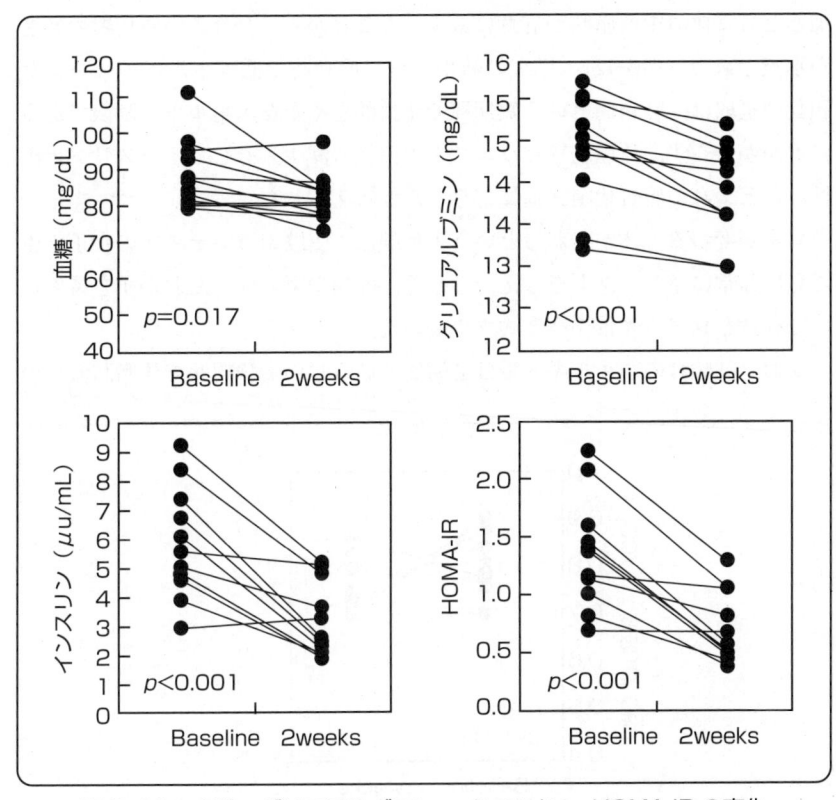

図5-11 血糖, グリコアルブミン, インスリン, HOMA-IR の変化
文献42)より

体脂肪率：29.8±0.7％）に1日3食, 2週間食べてもらう介入試験を行った。介入前後に体重, 体脂肪量, ウエスト周囲径, 血圧, 血液生化学検査, エネルギー代謝, インスリン抵抗性（HOMA-IR）, 交感神経活動を測定した。3食以外には, 原則お茶と水などのエネルギーを含まないもののみの摂取とした。

2週間の食事介入後には, 被験者の体重（−2.3±0.2 kg）, 体脂肪量（−1.7±0.2 kg）, ウエスト周囲径（−3.7±0.6 cm）が有意に減少し（図5-10）, 空腹時血糖, インスリン, グリコアルブミン, HOMA-IRも有意に低下した（図5-11）。また, RQ（呼吸商）の有意な低下, 交感神経活動指標の有意な増

加とともに血清中性脂肪が有意に減少したことから，全身の脂質代謝の亢進が示唆された（図5-12）．以上の結果から，低脂肪で低エネルギーに整えた和食の摂取は，2週間という短期間で比較的穏やかなエネルギー制限であるにもかかわらず，体脂肪率とウエスト周囲径の減少，そしてインスリン抵抗性改善と全身の脂質代謝亢進に寄与したと考えられた．

食事が変わると体が変わるという実体験は，実験ボランティアの女子学生たちに非常にインパクトを与えたらしく，弁当や家で作ったおかずを持ち寄って昼食を食べる光景が卒業式まで続いた．

なお，試験食のエネルギー量は2週間という短い実験期間で体脂肪減少の

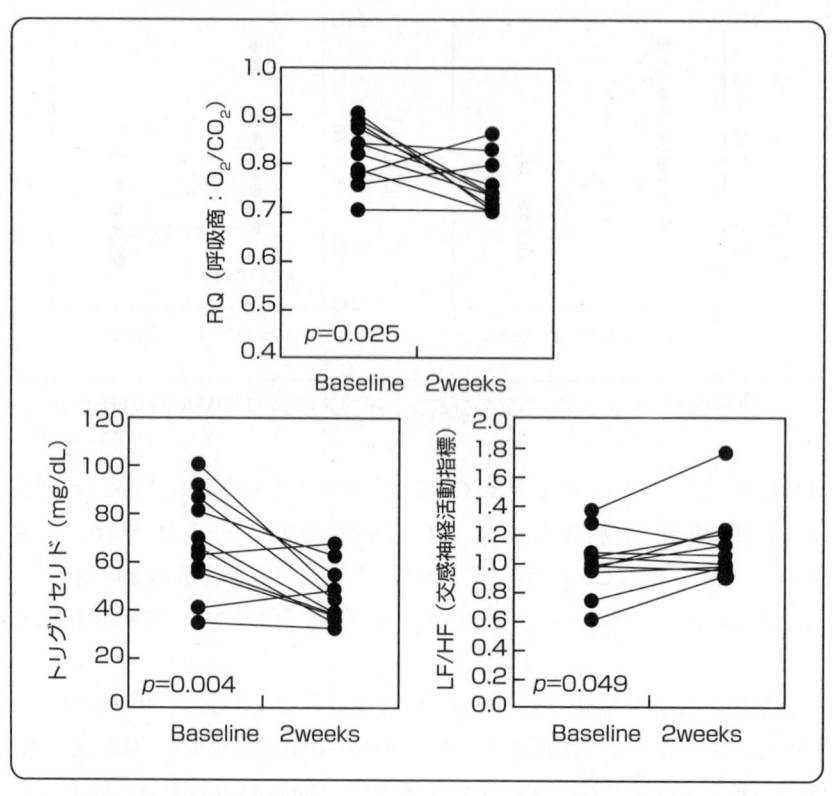

図5-12 RQ（呼吸商），トリグリセリド，交感神経活動指標の変化

文献42）より

程度を評価する必要から1食400 kcalという厳しい設定であったが，長期的，日常的に行う場合には，食事量は体重維持か緩やかに減少するくらいを自分の適量とし，主食，主菜，副菜に適宜汁ものか果物を加える食べ方にするとよいであろう。さらに，除脂肪体重を減らさないために習慣的な運動を加えることが望ましい。

(2) 若年女性に多い冷え感の自覚とプラス5,000歩の効果

冷え症は，一般的に快適とされる温度下であっても，身体の特定部位に不快や苦痛を伴う冷え感を自覚する症状である[43]。従来，内分泌変動の激しい更年期女性に多い病態であると認識されていたが，1990年代以降，若年女性にも冷えを自覚する人が多いことが相次いで報告され，その割合は5割以上と言われている[43)-47)]。冷え症のなかでも，四肢の冷えは，末梢血管収縮や血行障害による血流量低下に起因するとされているが[48),49)]，冷えを感じる部位は末梢部に限らず，血流量の多い体幹部も含め身体の広範囲にわたることや[43),44)]，やせている人だけではなく，断熱効果が高いとされる体脂肪が多い人でも冷え感を有することから[46),47)]，冷えには体熱産生機能の良し悪しも関連している可能性が考えられる。

そこで筆者ら[50)]は"若年女性の体脂肪蓄積も冷え症も，太りたくないという強い思いからエネルギーのみを気にして食事の質がよくない場合に，活性組織の減少とエネルギー代謝の低下によって生じる"との仮説を立てた。そして，このことを確かめるために，体脂肪率が高値で冷えの自覚がある20〜22歳の若年女性20名をランダムに2群に分け，片方には1食400 kcal（PFC比；20：20：60）の主食・主菜・副菜が揃った3食（朝食は自宅，昼・夕食は研究室で摂取）を2週間摂取する食事介入試験を実施した（D群）。もう片方には，同じ食事（1,200 kcal）を摂りながら，普段よりも5,000歩多く歩く運動と運動分のエネルギー相当の主食（80 kcal）をプラスした食事＋運動介入試験を実施し（D+Ex群），両群の体組成と冷え感の変化を調べた（図5-13）。

2週間後には，両群とも同程度の体脂肪量とウエスト周囲径の減少，インスリン抵抗性と血中脂質性状の改善，熱産生に関与する交感神経活動の上昇

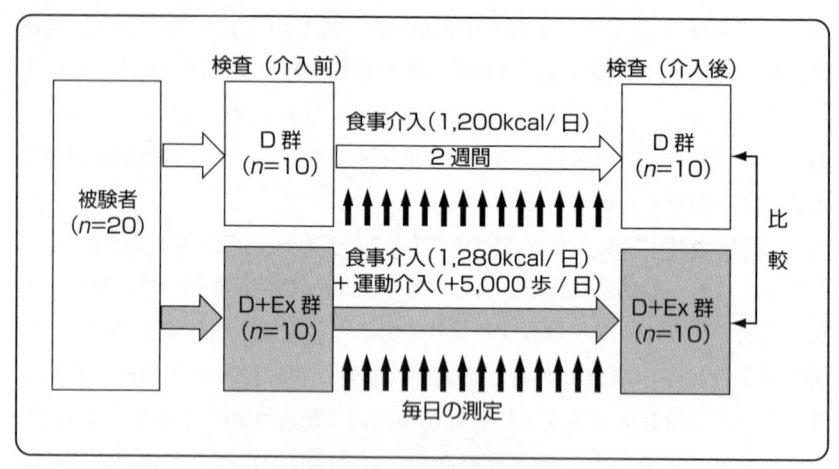

図5-13 実験デザイン
食事介入と食事＋運動介入の2群の比較試験として実施した。　　　　　文献50)より

と冷え感の軽減が認められたが，深部体温（みぞおち）の上昇は運動負荷したD+Ex群のみで認められた。結論として，食事の質の改善によって若年女性の体脂肪減少と冷え感軽減が認められ，さらに，運動が食事改善の効果を高める可能性が示唆された。深部体温が上昇したのは，食事改善に運動を併用することで体熱産生効果が高まった可能性が推察される。

　一般に食事介入のみを長期に続けると体重減少に伴う基礎代謝の低下を来しやすいが，運動併用では基礎代謝の上昇あるいは低下抑制によりリバウンド防止効果が期待できる[51]。また，運動の実施が長期間になると，筋肉などの除脂肪体重の増加も期待できるため，食事の質的改善とともに運動の継続的な実施が体組成および冷えの改善により有効であると考えられた。

(3) 肌の美しさをもたらすもの

　20歳代女性では，やせ，朝食欠食，エネルギーや微量栄養素の摂取量が少ないことなどの栄養上の問題点が指摘されている[1]。その一方で美容への関心は高く，20歳代女性の約4割が"肌の調子がよいかどうか"で体調の良し悪しを判断しているとの報告がある[52]。実際，表皮最外層の角層のター

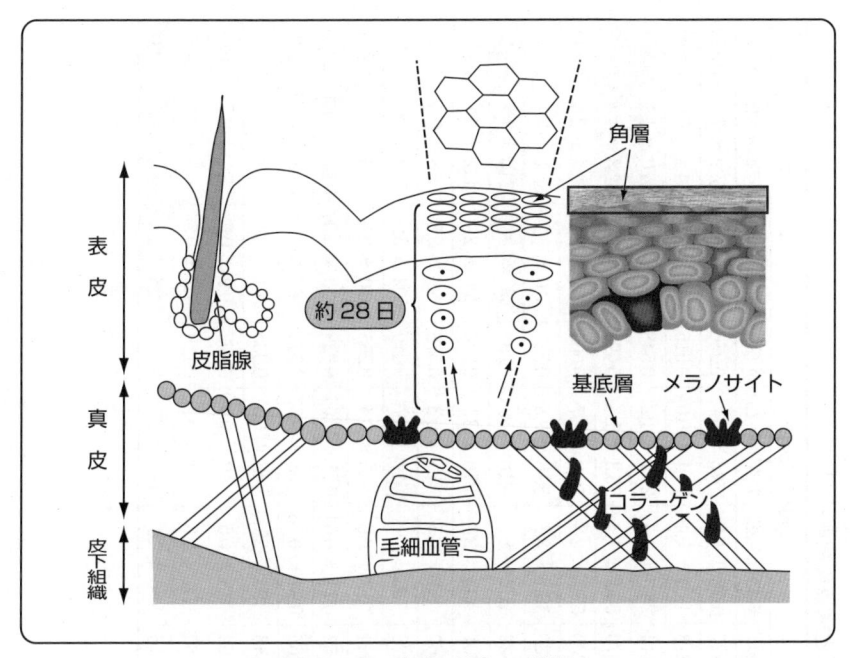

図 5-14 皮膚（肌）の状態

ンオーバーは 4 〜 6 週間であり[53]，肌の状態は比較的最近の栄養状態や体調を反映していると考えられる（図5-14）。

そこで，筆者ら[54]は若年女性の良好な肌状態を形成する要因を調べるために，顔の肌状態測定（表皮代謝：角層細胞面積，保湿機能：角層水分量，バリア機能：経皮水分蒸散量）と生理学検査（体温，エネルギー消費量，自律神経活動）を皮膚疾患のない54名（20 〜 22歳）の女子学生に行い，心理状態やライフスタイルに関する調査も併せて行った。主要な結果は次のとおりである。

① 表皮代謝を表す角層細胞面積"大群（良好）"では"小群"に比べて口腔内体温が有意に高く，安静時エネルギー代謝も高い傾向が認められた。
② 保湿機能の指標である角層水分量は，"多群（良好）"では"少群"に比べて自律神経活動指標のうちLF（交感＋副交感神経活動）が有意に高かった。
③ 角層水分量とビタミンA, B_1摂取量，バリア機能の指標である経皮水

表5-7 肌状態と栄養素摂取状況 [a]

項　目	角層細胞面積			角層水分量			経皮水分蒸散量		
	大群 (n=26)	小群 (n=28)	p値 [b]	多群 (n=29)	少群 (n=25)	p値 [b]	少群 (n=31)	多群 (n=23)	p値 [b]
エネルギー摂取量 (kcal)	1614 ± 65	1646 ± 64	0.727	1678 ± 64	1575 ± 64	0.266	1653 ± 60	1599 ± 71	0.560
タンパク質エネルギー比率 (%)	13.7 ± 0.5	14.5 ± 0.5	0.318	13.9 ± 0.4	14.4 ± 0.6	0.515	13.9 ± 0.4	14.4 ± 0.6	0.530
脂質エネルギー比率 (%)	27.1 ± 1.2	29.8 ± 1.2	0.114	28.0 ± 1.3	29.1 ± 1.2	0.548	26.7 ± 1.2	31.0 ± 1.1	0.014
炭水化物エネルギー比率 (%)	57.6 ± 1.4	54.0 ± 1.4	0.070	56.1 ± 1.5	55.3 ± 1.3	0.699	57.9 ± 1.3	52.8 ± 1.4	0.012
タンパク質 (g)	54.8 ± 2.6	58.7 ± 2.3	0.260	57.7 ± 2.3	55.9 ± 2.7	0.605	57.2 ± 2.5	56.4 ± 2.4	0.832
脂　質 (g)	49.5 ± 3.5	54.7 ± 3.2	0.280	53.4 ± 3.7	50.8 ± 2.8	0.583	50.0 ± 3.2	55.1 ± 3.4	0.284
糖　質 (g)	230 ± 8.0	222 ± 10	0.522	232 ± 8	218 ± 10	0.298	237 ± 8	211 ± 10	0.043
カルシウム (mg)	396 ± 30	416 ± 43	0.701	433 ± 37	376 ± 37	0.284	380 ± 28	442 ± 49	0.279
鉄 (mg)	5.6 ± 0.6	6.0 ± 0.3	0.560	6.1 ± 0.5	5.5 ± 0.3	0.378	5.9 ± 0.5	5.8 ± 0.4	0.960
ビタミンA (レチノール当量 μg)	661 ± 70	639 ± 74	0.828	765 ± 79	516 ± 49	0.010	692 ± 52	593 ± 96	0.336
ビタミンE (mg)	5.3 ± 0.4	6.5 ± 0.5	0.094	6.3 ± 0.6	5.5 ± 0.4	0.255	6.0 ± 0.5	6.0 ± 0.5	0.984
ビタミンB_1 (mg)	0.63 ± 0.04	0.72 ± 0.04	0.152	0.74 ± 0.04	0.61 ± 0.04	0.029	0.73 ± 0.04	0.61 ± 0.04	0.043
ビタミンB_2 (mg)	0.85 ± 0.06	0.97 ± 0.07	0.168	0.94 ± 0.06	0.88 ± 0.07	0.514	0.87 ± 0.04	0.98 ± 0.09	0.221
ビタミンC (mg)	66 ± 8	92 ± 25	0.348	95 ± 25	62 ± 6	0.235	91 ± 23	65 ± 7	0.342
食塩相当量 (g)	8.5 ± 0.6	9.6 ± 0.7	0.262	9.3 ± 0.5	8.9 ± 0.9	0.662	9.9 ± 0.6	8.1 ± 0.7	0.070
食物繊維 (g)	6.8 ± 0.5	7.1 ± 0.5	0.680	7.4 ± 0.6	6.4 ± 0.3	0.139	7.2 ± 0.5	6.6 ± 0.4	0.407
野菜摂取量 (g)	189 ± 15	209 ± 25	0.516	206 ± 18	192 ± 25	0.633	226 ± 21	163 ± 17	0.033

[a]：平均±標準誤差。[b]：t検定（独立2群）。

分蒸散量と糖質，ビタミンB_1，野菜摂取量に関連が認められた（表5-7）。
④　いつも自室で冷暖房を使用する者は，使用しない者に比べて口腔内体温が有意に低く，経皮水分蒸散量が有意に高値を示した。
⑤　毎日楽しい気分で過ごしている者は，過ごしていない者と比べて，角層水分量が有意に高く，経皮水分蒸散量が低い傾向が認められた。

横断的な調査ではあるが，良好な角層形成には，栄養摂取や体温・代謝，血行動態などの内的（生体）環境，情動的要因などが影響を及ぼしているものと考えられ，健康的な美肌づくりには，栄養に配慮した食事やストレスへの対処など，内面からのアプローチも重要であることが示唆された。

(4) 若年女性と次世代の健康を守る取組み
1) 日本政府の取組み
（a）妊産婦のための食生活指針（厚生労働省）[10]　　若い女性では，食事の偏りや低体重（やせ）の者の割合が増加するなどの健康上の問題があり，妊娠期や授乳期においても栄養上の問題が見受けられることから，母子の健康の確保のために適切な食習慣の確立を図ることを目的として，平成18年（2006）2月に，厚生労働省から『妊産婦のための食生活指針』が公表された。そのおもな内容を以下に示す。
①　妊娠期と授乳期に何をどれだけ食べたらよいかをわかりやすく伝えるための指針（資料1-1・右頁）。
②　妊婦個々の体格に応じて適切な体重増加量が確保されることを目指した「妊娠期の至適体重増加チャート」（図5-15上-左頁）。
　　※非妊娠時の体格区分別に「妊娠全期間を通しての推奨体重増加量」と「妊娠中期から末期における1週間あたりの推奨体重増加量」がある。妊娠前がやせの場合は妊娠中に9〜12kg，普通体重の場合は妊娠中に7〜12kgの体重増加が望ましいとされている。
③　何をどれだけ食べたらよいかをわかりやすくイラストで示した「妊産婦のための食事バランスガイド」（図5-15下）。

なかでも，本章と関連が深い項目は，指針の最上段にある"妊娠前から健

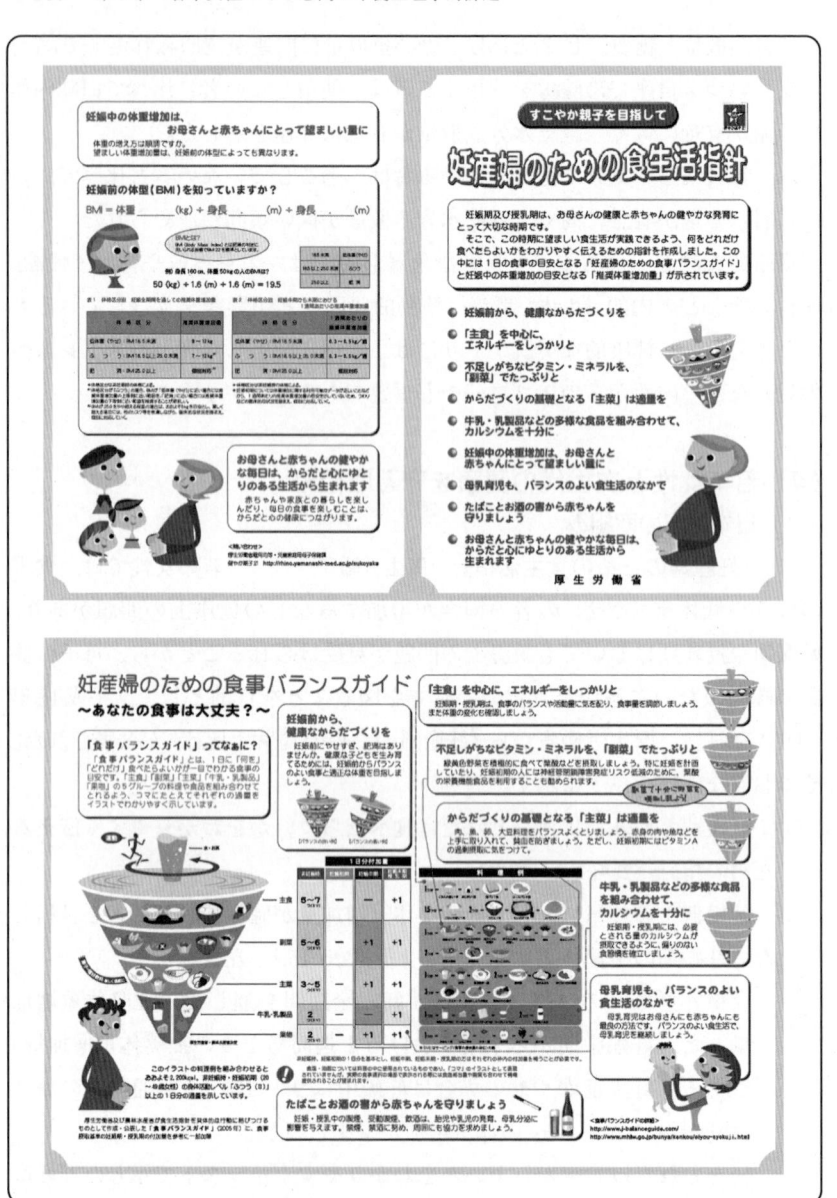

168　第5章　若年女性のやせ志向と栄養生理学的課題

図5-15　妊産婦向けリーフレット（上：外面，下：内面）

文献10）より

康なからだづくりを"である.栄養学的に大きな影響を受けやすい時期である10代からの健康なからだづくりのために,本人のみならず母親や家族へ規則正しく家族と食事を摂ることの重要性を啓発することが必要である.また,学校で行われる食育が地域社会資源や産業界のサポートを得ながら効果的に行われることも望まれる.さらに,最終項で詳しく述べるが,より低年齢の女性がやせ志向や不適切なダイエットの圧力に屈しないために,国家的な戦略を検討する必要性が高まっていると考えられる.

（b）若者向け食事バランスガイド（農林水産省）[54]　農林水産省からは,20代30代向けの食事バランスガイド『ココロとカラダのザ★スマート術』が公表されている.男性には「去年まで着ていたスーツがきつくなり少し走る

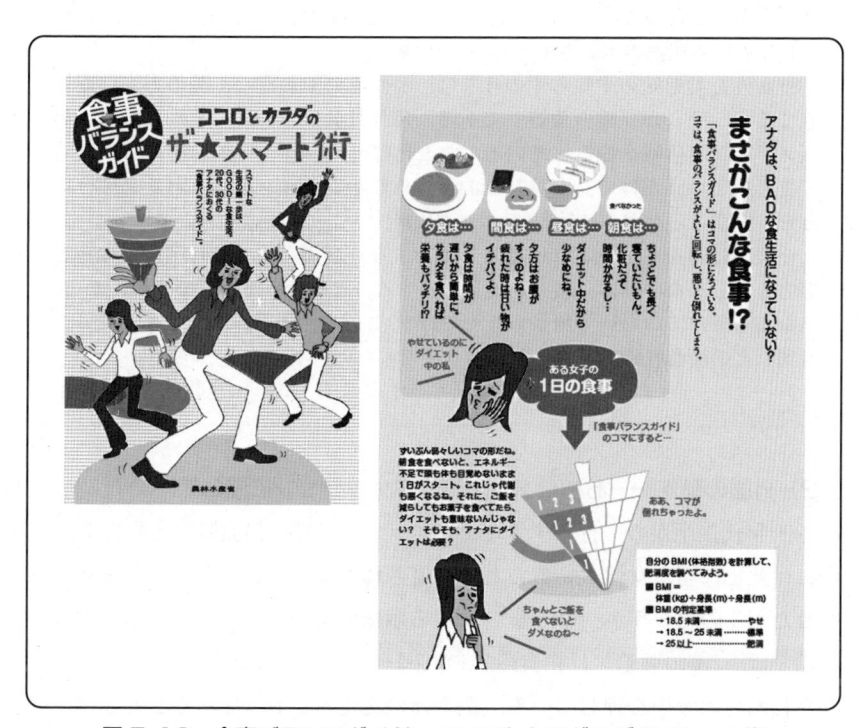

図5-16　食事バランスガイド　ココロとカラダのザ★スマート術
※図5-15,16は各省庁のホームページ[10],[54]から入手可能である（2010年2月時点）.
文献54)より

と息がハァハァ…」,女性には「ダイエットのために,食事の量を減らしたり食事を抜いているのにお菓子は食べる…」というように,若年成人にありがちな食生活の問題点に本人が気づき,その後に何をどれくらい食べればよいのかをイラストを用いながら楽しく理解が進むように構成してある。フードダイアリーや運動の勧め,簡単に作れる"おうちご飯"の献立例などアイディア満載のガイドであり,広く活用されることを期待したい（図5-16,一部紹介）。

キレイになりたい,幸せになりたい,でも大人にはなりたくない[57]

　現在この国の女性たちを摂食障害に追いやっているものは,いったいなんだろうか。ひとつには美の強迫という目に見えぬ力であり,もうひとつには,現代における成熟の困難さであろう。（中略）
　…女性たちを知らず知らずのうちに,しかもいやおうなく美の方向に駆り立てる力,それが「美の強迫」である。現代社会において,それは放送,出版メディアで猛威を振るっている。たとえば『(某人気トーク番組)』は,若くて美しいというだけで,女は社会的に優位なポジションを得られるということを,いまさらながらに教えている。（中略）
　…美人は得をする。これはどうしようもない事実です。けれどいまは金と努力を惜しまなければ,誰もが美を手にすることができる時代です。だから,あなたも怠けていないで頑張らなくては！　これが,美容産業,ファッション産業などの商業戦略であることは言うまでもない。

　　　　　　　　　　　　　　　　　　　　　　　　　山登敬之（精神医学）

2）外国の動き——おもにメディアやファッションに関して

　1990年代後半から,行きすぎたダイエットを契機に摂食障害を発症し,なかには死亡に至る女性もいることが報道されるようになった[56]。なぜ女性はやせたがるのだろうか。専門家[57]による示唆に富む見解を以下に紹介する。
　山登は,"美の強迫"は摂食障害の原因そのものではなく,"病気の方向へと女性たちの背中を押している,ある種の文化的な力"であるとも述べている[57]。この文化的な力に抗う各国のmovementの一部を次に紹介する。
　(a) 医師会によるメディア等に対する勧告（イギリス）　　英国医師会科

英国医師会科学教育委員会の勧告[7),57)]

メディアに対して：
1. 放送事業者（または番組製作者）や雑誌の出版社は，ロールモデルとして極度に痩せた女性を描くことに対してもっと責任ある編集態度をとり，より現実的な領域のボディイメージを描くべきである。
2. テレビ広告や印刷広告の制作者は，製品の広告に痩せた女性を使用することを慎重に検討し，特にITCは，痩身薬以外の製品の広告への痩せたモデルの使用に関する方針を見直すべきである。
3. 医療専門家は，番組が若者に及ぼす可能性のある影響に対する意識を高め，健康的な摂食パターンを番組に盛り込むことを奨励するために，テレビ業界と協力すべきである。

学教育委員会では，ボディイメージやセルフエスティームに与えるメディアの影響を詳細に検討し，2000年に報告書『摂食障害，ボディイメージおよびメディア』を発表した[7),58)]。"やせている＝健康"，および"ダイエットこそが健康的な体重を実現する方法である"という誤った考えを排除するために，メディアが健康増進において積極的な役割を果たすことを求めている。

(b) サイズ・ゼロに抗う動き　サイズ・ゼロとは米国の洋服サイズのうち最も小さいサイズのことであり，バスト80，ウエスト60，ヒップ86の体型に相当する。最近では，極端にやせたファッションモデルを批判的に呼ぶ総称として用いられるようになっている[59)]。2006年には著名なファッションモデル数名が極端なダイエットの後に死亡したことが報じられ，事態を重くみたスペインなど欧州各地では，やせすぎたモデルのファッションショーからの締め出しなどが行われるようになった。

- スペイン（2006年）：マドリード市議会は，やせすぎのモデルは若者に誤ったメッセージを与える可能性があるとして，保健当局と身長と体重の割合などに最低基準を設けた。その結果，前年に参加したモデルの3分の1が有名なファッションショー「マドリード・コレクション」に体重が少なすぎるという理由で出場禁止になった[60)]。
- 米国（2006年）：米国ファッションデザイナー委員会は16歳以下のモデ

ルのファッションショーへの出場を禁止した[61]。
- スペイン（2007年）：「Zara（ザラ）」などの小売チェーンと国の健康審議会との合意により，店のウインドウのマネキンのサイズを大きく38号以上（日本では9号サイズ以上）とした[61]。
- ユニ・リーバ社（2007年）：ふくよかな50歳代の黒人女性のヌードを映したポスターで，「人生は40歳から始まり50歳で最も輝く」と謳ったPro-Ageキャンペーンを展開。当該ブランド製品の売上が大幅に増加した[59]。
- 英国（2007年）：英国ファッション協会の委託で，ファッションモデルの健康状態や労働環境の調査を行う独立委員会が設置された[59]。
- ジョン・ルイス（2007年）：英国大手デパート ジョン・ルイスは，夏の水着コレクションにサイズ12号（日本では13号サイズ相当）のモデルを起用した[59]。
- フランス（2008年）：フランス議会，フランスファッション業界のリーダー，広告主が，健康的なボディイメージを推進するための憲章にサインした[61]。
- ドイツ（2009年）：ドイツで最も人気の女性雑誌ブリジットが，プロのモデルを禁止し，実生活のイメージに近い女性をモデルとして起用した[61]。

おわりに

「今よりも細くなりたい，そしてファッショナブルな服を着て綺麗になりたい」という願いは，程度に差はあれ多くの若い女性共通の願いである。そんな彼女たちの心に，"健康のためにもう少し体重を増やしましょう"というメッセージは響くだろうか。

"至適体重"のBMI 22 kg/m^2（160 cmで56.3 kg）を一律に推奨することは，現実的な解決にはなりにくいように思われる。なぜなら，20歳代女性の理想BMIは19 kg/m^2（160 cmで48.6 kg）であり，至適体重より約8 kgも少な

いからである。しかし，普通体重BMIの18.5 〜 24.9 kg/m²では幅がありすぎてやせの予防的な指標としては用いにくい。個人的な見解であるが，健康と美しいと感じられるボディラインとを両立できる体重のレンジ（ヘルシー・スリムライン）が若年女性における"至福体重"であり，BMI22よりも受け入れられやすいのではないかと考えられる。同時に，体重のみでなく，体脂肪と筋肉のバランスがよい，月経が維持されている，骨量が減少していない，などについても併せて考えていく必要がある。また，専門家には，自分たちのよいと思うことを押しつけるのではなく，若い女性たちの本心や願いにも寄り添い，合意点を探していく努力が実効性のある解決において求められるだろう。

さらに，女性の行きすぎたやせ志向を是正するために，英国医師会が要求したような，行政，産業（放送，出版，ファッション等），教育，保健医療などが連携した新たな動きを日本でも作って行くことが切に望まれる。

文　献/URL

1) 厚生労働省：平成20年 国民健康・栄養調査結果の概要. 2010（http://www.mhlw.go.jp/houdou/2009/11/dl/h1109-1b.pdf）.
2) 吉池信男，松村康弘，小林修平：日本人のBody Mass Index（BMI）の経年変化. 栄養学雑誌 1997；55；209-212.
3) Takimoto H., Yoshiike N., Kaneda F. et al. : Thinness among young Japanese women. Am J Pub Health 2004 ; 94 ; 1592-1595.
4) ワコール株式会社：ワコール下着とカラダの基礎知識 ゴールデンカノン美しさのバランス，身長と体重のバランス（http://www.wacoal.jp/sight/knowledge/html/k0806.html）.
5) Hayashi F., Takimoto H., Yoshita K. et al. : Perceived body size and desire for thinness of young Japanese women : a population-based survey. Br J Nutr 2006 ; 96 ; 1154-1162.
6) British Medical Association Board of Science and Education : Eating Disorders, Body Images & The Media. British Medical Association, London, 2000.
7) 英国医師会科学教育委員会：摂食障害，ボディイメージおよびメディア（和訳）. 平成16 〜 18年度厚生労働省科学研究費補助金子ども家庭総合研究事業 若い

女性の食生活はこのままで良いのか？次世代の健康を考慮に入れた栄養学・予防医学的検討（吉池信男），総合研究報告書 2007，p.18-46.
8) 厚生労働省：日本人の食事摂取基準（2010 年版）．2010（http://www.mhlw.go.jp/shingi/2009/05/s0529-4.html）．
9) 厚生労働省：21 世紀における国民健康づくり運動（健康日本 21）．2000
10) 「健やか親子 21」推進検討会：妊産婦のための食生活指針—「健やか親子 21」推進検討会報告書．2006（http://www.mhlw.go.jp/houdou/2006/02/h0201-3a.html）．
11) Tsukamoto H., Fukuoka H., Koyasu M. et al. : Risk factors for small for gestational age. Pediatr Int 2007; 49; 985-990.
12) 厚生労働省：平成 17 年度人口動態統計特殊報告，出生時の体重．2006（http://www.mhlw.go.jp/toukei/saikin/hw/jinkou/tokusyu/syussyo05/syussyo3.html#3-5）．
13) Takimoto H., Mito N., Umegaki K. et al. : Relationship between dietary folate intakes, maternal plasma total homocysteine and B-vitamins during pregnancy and fetal growth in Japan. Eur J Nutr 2007 ; 46 ; 300-306.
14) 福岡秀興，杉山　隆，塚本浩子ほか：妊婦の栄養摂取状況と母体脂質代謝・出生体重及び思春期のコレステロール値への影響．平成 16 〜 18 年度厚生労働省科学研究費補助金子ども家庭総合研究事業 若い女性の食生活はこのままで良いのか？次世代の健康を考慮に入れた栄養学・予防医学的検討（吉池信男），総合研究報告書，2007，p.103-116.
15) Gluckman P. D. and Hanson M. A. : The developmental origins of the metabolic syndrome. Trends Endocrinol Metab 2004 ; 15 ; 183-187.
16) 板橋家頭夫，松田義雄（編）：DOHaD その基礎と臨床—生活習慣病の根源を探る：胎生期から乳児期までの環境と成人期の健康問題．金原出版，2008；p.1-8.
17) Ruderman N. B., Schneider S. H., and Berchtold P. : The "metabolically-obese," normal-weight individual. Am J Clin Nutr 1981 ; 34 ; 1617-1621.
18) Ruderman N. B., Berchtold P. and Schneider S. : Obesity-associated disorders in normal-weight individuals : some speculations. Int J Obes 1982 ; 6（Suppl.）1 ; 151-157.
19) Ruderman N., Chisholm D., Pi-Sunyer X. et al. : The metabolically obese, normal-weight individual revisited. Diabetes 1998 ; 47 ; 699-713.

20) De Lorenzo A., Martinoli R., Vaia F. et al. : Normal weight obese (NWO) women : an evaluation of a candidate new syndrome. Nutr Metab Cardiovasc Dis 2006 ; 16 ; 513-523.
21) Di Renzo L., Del Gobbo V., Bigioni M. et al. : Body composition analyses in normal weight obese women. Eur Rev Med Pharmacol Sci 2006 ; 10 ; 191-196.
22) De Lorenzo A., Del Gobbo V., Premrov M.G. et al. : Normal-weight obese syndrome: early inflammation? Am J Clin Nutr 2007 ; 85 ; 40-45.
23) Mayo Clinic: Normal Weight Obesity : An emerging risk factor for heart and metabolic problems. Mayo news 2008 年 3 月 27 日.
24) Marques-Vidal P., Pécoud A., Hayoz D. et al. : Prevalence of normal weight obesity in Switzerland : effect of various definitions. Eur J Nutr 2008 ; 47 ; 251-257.
25) Romero-Corral A., Somers V.K., Sierra-Johnson J. et al. : Normal weight obesity: a risk factor for cardiometabolic dysregulation and cardiovascular mortality. Eur Heart J. 2009 [doi : 10.1093/eurheartj/ehp487].
26) Zhu S., Wang Z., Shen W. et al. : Percentage body fat ranges associated with metabolic syndrome risk : results based on the third National Health and Nutrition Examination Survey (1988-1994) . Am J Clin Nutr 2003 ; 78 ; 228-235.
27) Kyle U.G., Genton L., Slosman D. O. et al. : Fat-free and fat mass percentiles in 5225 healthy subjects aged 15 to 98 years. Nutrition 2001 ; 17 ; 534-541.
28) Gallagher D., Heymsfield S. B., Heo M. et al. : Healthy percentage body fat ranges: an approach for developing guidelines based on body mass index. Am J Clin Nutr 2000 ; 72 ; 694-701.
29) 永井成美, 坂根直樹, 西田美奈子ほか：若年女性の正常体重肥満を形成しやすい遺伝的, 生理学的要因の検討. 肥満研究 2006; 12; 147-151.
30) 小林範子, 石井好二郎, 佐久間一郎ほか：青年女性の正常体重肥満者および低体重正常体脂肪者の身体的特徴. 日本内分泌学会雑誌 2005; 81 (Suppl.)；7-9.
31) 高橋理恵, 石井　勝, 福岡義之：若年女性の隠れ肥満の実態評価. 日本生理人類学会誌 2002; 7; 213-217.
32) 中島　滋, 田中　香, 木村ヨシ子ほか：女子大学生の正常体重肥満の実態とエネルギー充足度と BMI および体脂肪率との反比例関係. 肥満研究 2001; 7; 150-154.

33) 小栗和雄, 加藤義弘, 黒川淳一ほか：高校1年生男女における隠れ肥満者の血清脂質性状. 体力科学 2006; 55; 155-164.
34) 梶岡多恵子, 大沢　功, 吉田　正ほか：女子高校生における正常体重肥満者に関する研究－いわゆる"隠れ肥満者"の身体的特徴とライフスタイルについて. 学校保健研究 1996; 38; 263-269.
35) Nagai N., Sakane N., Linda M/ U. et al. : The -3826 A→G variant of the uncoupling protein-1 gene diminishes postprandial thermogenesis after a high-fat meal in healthy boys. J Clin Endocrinol Metab 2003 ; 88 ; 5661-5667.
36) Nagai N., Sakane N., Hamada T. et al. : The effect of a high-carbohydrate meal on postprandial thermogenesis and sympathetic nervous system activity in boys with a recent onset of obesity. Metabolism 2005 ; 54 ; 430-438.
37) Nagai N., Matsumoto T., Kita H. et al. : Autonomic nervous system activity and the state and development of obesity in Japanese school children. Obes Res 2003 ; 11 ; 25-32.
38) 小橋理代, 脇坂しおり, 林　直樹ほか：ダイエット経験が若年女性の自律神経活動に及ぼす影響. 肥満研究 2009 ; 15 ; 179-184.
39) 斉藤昌之：エネルギー代謝調節機構— UCP1 を中心に. 日医雑誌 2004 ; 131 ; 62-70.
40) Nagai N., Sakane N., Fujishita A. et al. : The-3826 A→G variant of the uncoupling protein-1 gene diminishes thermogenesis during acute cold exposure in healthy children. Obes Res Clin Prac 2007 ; 1 ; 99-107.
41) Shihara N., Yasuda K., Moritani T. et al. : Synergistic effect of polymorphism of uncoupling protein 1 and β_3- adrenergic receptor genes on autonomic nervous system. Int J Obes 2001 ; 25 ; 761-766.
42) 永井成美, 坂根直樹, 森谷敏夫：低脂肪, 低エネルギーに調整した和食の予防医学的効果―体脂肪率高値の若年女性における検討. 糖尿病 2008; 51; 889-898.
43) 九嶋勝司, 齋藤忠朝：所謂『冷え性』に就いて. 産婦人科の実際 1956; 5; 603-608.
44) 三浦友美, 交野好子, 住本和博ほか：青年期女性の「冷え」の自覚とその要因に関する研究. 母性衛生 2001 ; 42 ; 784-789.
45) 大和孝子, 青峰正裕：女子大学生における冷え症と身体状況及び生活環境との関連. 総合健診 2002 ; 29 ; 878-884.

46) 宮本教雄, 青木貴子, 武藤紀久ほか：若年女性における四肢の冷え感と日常生活の関係. 日衛誌 1995；49；1004-1012.
47) 高尾文子, 東真由果, 石井洋三：大学生の冷え症に関する研究―疲労および食生活との関連. Biomed Thermol 2005；24；51-57.
48) 岡田睦美, 宇野充子, 永野英子ほか：冷え性における冷水負荷サーモグラフィと循環器検診成績, 生活習慣との関連. Biomed Thermol 2005；24；44-50.
49) Nakashima K., Yoda T., Yagishima T. et al.：Thermal regulation and comfort during a mild-cold exposure in young Japanese women complaining of unusual coldness. J Appl Physiol 2002；92；1029-1035.
50) 永井成美, 川勝祐美, 村上智子ほか：食事の改善と運動が若年女性の体組成と冷え感に及ぼす効果. 肥満研究 2008；14；235-243.
51) 稲葉由子, 小宮秀明, 森　豊：運動併用型食事療法が肥満患者の基礎代謝と内臓脂肪に及ぼす影響. 肥満研究 2001；7；143-148.
52) OCN ブリエ (2008) ブリエ白書「健康に関するレポート」(http://briller.ocn.ne.jp/hakusho/health_05/).
53) Marieb E. N.：人体の構造と機能. 医学書院, 東京, 2007, p.99-100.
54) 永井成美, 菱川美由紀, 三谷　信ほか：若年女性の肌状態と栄養摂取, 代謝, 自律神経活動の関連. (投稿中データ)
55) 農林水産省：若者向け食事バランスガイド, ココロとカラダのザ★スマート術 (http://www.maff.go.jp/j/balance_guide/b_sizai/pdf/waka_all.pdf).
56) イギリス BBC 放送制作：ご注意！危険なダイエット. NHK BS1ch. 1997 年 6 月 7 日放送.
57) 山登敬之：若者文化, ダイエットと摂食障害―美の強迫と成熟の困難のはざまで. こころの科学 2003; 112 (11)；22-27.
58) Helen Morant: BMA demands more responsible media attitude on body image. BMJ 2000；320；3
59) 英国発ニュースダイジェスト：サイズ・ゼロに抗う人々. 2007 年 9 月 6 日配信 (http://www.news-digest.co.uk/news/content/view/2490/161/).
60) AFP 通信：マドリード議会, 痩せすぎモデルのショー参加を禁止―スペイン. 2006 年 9 月 9 日配信 (http://www.afpbb.com/article/862868).
61) Connolly K.：Brigitte, Germany's most popular women's mag, bans professional models. guardian.co.uk, 2009, Mon 5 October, BST (http://www.guardian.co.uk/lifeandstyle/2009/oct/05/brigitte-german-magazine-bans-models).

索引

欧文

CPT	144
DIT	11
DOHaD	150, 151
EER	67
GLP-1	28
GLUT4	13
IOC医事委員会	56
LBM	66
MONA LISA仮説	3
MONW	151
normal weight obesity	151
NWO	151
PAL	66
PARs	150, 151
predictive adaptive responses	150
RQ	161, 162
SB-431542	49
TbR1シグナル伝達系	49
TGF-β	37
——活性化	37
——受容体	38
——受容体アンタゴニスト	49
——濃度	42
TGF-β3	45
UCP1遺伝子変異	13

あ行

亜鉛	98
アセスメントスキル	80
アドレナリン分泌	11
アトロピン	6
α波出現率	10
安全運動閾値	19
萎縮	122
1回反復最大負荷	122
遺伝的成長潜在能力	123
遺伝的潜在能力	100
医療制度	115
インスリン	111
——感受性	15
——作用	26
——抵抗性	161, 162
——様成長因子	119
ウエイトコントロール	62
宇宙飛行士	26
運動介入	20, 88
運動強度	24, 29
運動時のエネルギー基質利用	36
運動時のエネルギー源	35
運動とエネルギー基質選択	51
運動不足	1
運動プログラム	85
運動前の栄養	58
運動療法	16
英国医師会科学教育委員会	

索引

……………………………… 145, 170, 171	活性酸素 …………………………… 8
栄養教諭 …………………………… 73	カテコールアミン分泌 ………… 13
栄養サポート ……………………… 77	下半身からの乳酸放出 ………… 41
栄養習慣 ………………………… 102	カフェイン ……………………… 9, 60
栄養摂取行動 …………………… 123	カプサイシン …………………… 11
栄養補給 ………………………… 110	カルシウム …………… 62, 94, 119
エネルギー基質 flux ……………… 40	カルニチンアシルトランスフェラーゼ
エネルギー基質選択 ……………… 35	……………………………………… 44
エネルギー源栄養素 ……………… 61	加齢性筋肉減少症 ………… 86, 117
エネルギー摂取量 ……………… 146	カレー ……………………………… 11
エネルギー代謝 …………………… 50	がん ……………………………… 106
エネルギーバランス ……………… 57	間食 ………………………………… 72
エネルギー不足 …………………… 57	肝臓 ………………………………… 24
黄体後期 …………………………… 18	──からのグルコース放出 … 41
横断的研究 ………………………… 94	冠動脈疾患 ………………………… 5
お菓子 ……………………………… 76	冠動脈性心疾患 ………………… 5, 86
おやつ ……………………………… 76	寒冷曝露 …………………………… 3
	幾何学的構造 …………………… 102
	基礎代謝 …………………………… 22
か 行	──量 …………………………… 86
	喫煙 ………………………………… 9
海草類 ……………………………… 63	急性代謝反応 …………………… 107
海馬 ………………………………… 21	牛乳 ………………………… 62, 111
開発途上国 ……………………… 115	──・乳製品 …………………… 64
回復時間 ………………………… 115	競技系 …………………………… 66
カウンセリングスキル ………… 81	競技種目カテゴリー …………… 66
学習能改善 ………………………… 21	競技力 …………………………… 56
角層 ………………… 164, 165, 167	起立性調節障害 ………………… 76
──細胞面積 ………………… 165	期分け …………………………… 66
──水分量 …………………… 165	筋原線維タンパク質 …………… 108
過剰摂取 ………………………… 124	筋細胞由来生理活性物質 ……… 20
過食実験 …………………………… 24	筋収縮 …………………………… 21
過体重 ……………………………… 88	筋重量 …………………………… 16
褐色脂肪組織 ……………………… 3	筋肉グリコーゲン ……………… 57
活性型 TGF-β ………………… 47	筋肉電気刺激 …………………… 39
──濃度 ……………………… 41	
活性急性用量 …………………… 110	

筋バイオプシー ……………………… 15
筋量増加 ……………………………… 59
筋力増加 ……………………………… 122
筋レジスタンス運動 ………………… 108
果物 …………………………………… 63, 64
グリコーゲン ………………………… 24, 114
　――超回復 ………………………… 60
グルカゴン様ペプチド ……………… 28
グルコース …………………………… 16
　――輸送担体 ……………………… 13
クレアチンサプリメント …………… 59
グレリン ……………………………… 27
経時変化 ……………………………… 113
経皮水分蒸散量 ……………………… 165, 166
血管弾性 ……………………………… 8
月経機能不全 ………………………… 103
月経周期 ……………………………… 18
月経前症候群 ………………………… 17
血中乳酸 ……………………………… 19
　――濃度 …………………………… 39
血糖降下作用 ………………………… 16
血糖コントロール …………………… 27
嫌気性代謝閾値 ……………………… 18
健康体操プログラム ………………… 101
減量 …………………………………… 62
　――効果 …………………………… 29
抗TGF-β抗体 ………………………… 45, 46
交感神経活動 ………………………… 155, 156, 157, 163
抗酸化物質 …………………………… 58
高脂肪食 ……………………………… 1, 23
高糖質食 ……………………………… 23
口内炎 ………………………………… 76
公認スポーツ栄養士 ………………… 78
高齢化現象 …………………………… 115
高齢者 ………………………………… 111

米 ……………………………………… 62
呼気ガス ……………………………… 19
　――分析 …………………………… 47
呼吸器系 ……………………………… 92
呼吸交換比 …………………………… 46
呼吸商 ………………………………… 161, 162
国立スポーツ科学センター ………… 65
骨格筋 ………………………………… 86
骨芽細胞 ……………………………… 98, 119
骨形成 ………………………………… 92, 119
骨石灰化 ……………………………… 94
骨粗鬆症 ……………………………… 21, 86
　――リスク ………………………… 123
骨代謝回転 …………………………… 99
骨端成長板 …………………………… 119
骨密度 ………………………………… 96
子供の生活リズム …………………… 71
ご飯 …………………………………… 62
コホート研究 ………………………… 100
コミュニケーションスキル ………… 81
コンディショニング ………………… 56
コンディション ……………………… 63

さ 行

サイズ・ゼロ ………………………… 171
最大骨塩量 …………………………… 92
最大酸素摂取量 ……………………… 18
最大心拍数 …………………………… 29
サイトカイン ………………………… 37
細胞内シグナル伝達機構 …………… 15
細胞複製 ……………………………… 98
サッカー ……………………………… 56
サプリメント ………………………… 60
サルコペニア ………………………… 86, 117
持久運動パフォーマンス …………… 58

持久系	66
脂質	61
——酸化	24
——代謝能力	15
思春期	92, 102
視床下部	2
死の四重奏	14
脂肪	57
——細胞	2
主菜	62, 64
主食	62, 64
ジュニア選手層	77
循環器疾患	23, 106
瞬発系	66
消化器系	91
衝撃力	101
小児肥満症	125
食育	72
食事摂取基準	65, 147, 148
食事誘発性熱産生	11
食生活	74
食品群別	91
食欲調節機構	1
食欲調節機能	20
食欲抑制ホルモン	28
女子スポーツ選手	63
除脂肪体重	97
女性競技者三主徴症候群	103
初潮日	97
暑熱環境	64
自律神経活動	1, 155, 156
神経可塑性	21
神経性循環調節機能	5
神経節切除	6
心室収縮力	5

心身不快症状	18
心臓脱・再分極時間	9
身体能力	85
心電図Q-T間隔	9
心拍変動パワースペクトル	155
心不全	5
深部体温	164
推奨摂取量	87
膵臓ペプチド	28
推定エネルギー必要量	65, 146
水分	63
——過剰摂取	58
——補給	64
スポーツ栄養士	77, 78
スポーツクラブ	74
スポーツ食育	71, 73
スポーツ選手	65
——基礎代謝量	65
スポーツドリンク	60, 64, 110
生活能力	86
生活リズム	74
正常体重肥満	151, 153
——症候群	151, 152
成長速度	98
成長発達期	102
世界保健機関	88
セサミン	8
摂食行動	27
摂食障害	103, 170
線維芽細胞	98

た 行

ダイエット	141, 156, 157
体温上昇	58
体脂肪率	154

体重減少 ……………………… 108
体重負荷運動 ………………… 101
体組成 …………………………… 57
体調管理 ………………………… 56
太陽光 ………………………… 118
脱水 ……………………………… 58
短距離選手の栄養 …………… 59
炭水化物 ……………………… 102
　――量 ………………………… 68
タンパク質 ………… 59, 62, 99
　――合成 …………………… 109
　――摂取 ………… 59, 112, 122
　――摂取範囲 ………………… 68
　――摂取レベル ……… 58, 103
　――代謝 …………………… 105
　――バランス ……………… 110
タンパク同化作用 …………… 109
中枢神経系 ……………… 36, 51
長期記憶 ………………………… 21
長距離選手の栄養 …………… 60
朝食欠食 ………………………… 72
朝食摂取状況 …………………… 75
調整因子 ……………………… 111
低出生体重児 ………… 148, 149
低炭水化物食 ………………… 108
適応反応 ……………………… 124
鉄 ………………………………… 63
　――欠乏性貧血 ……………… 63
　――サプリメント …………… 61
　――不足 ……………………… 60
転倒 …………………………… 115
　――リスク ………………… 118
糖質 ……………………… 57, 61
　――ローディング …………… 60
糖代謝亢進 ……………………… 1

糖代謝容量 ……………………… 16
糖取込み能力 …………………… 26
糖尿病 ……………………… 14, 86
洞房結節 ………………………… 4

な 行

内臓脂肪型肥満者 ……………… 18
軟骨細胞 ……………………… 119
2型糖尿病 ……………… 15, 106
二重盲検法 ……………………… 97
日内変動 ……………………… 114
日本栄養士会 …………………… 80
日本食の利点 …………………… 65
日本人の食生活 ………………… 61
日本スポーツ栄養研究会 ……… 78
日本体育協会 ……………… 71, 80
日本陸上競技連名医事委員会 … 59
入院期間 ……………………… 119
乳製品 …………………………… 62
妊産婦のための食生活指針 … 158, 167
妊娠期の至適体重増加チャート … 167
認知能力 ………………………… 85
熱中症 …………………………… 58
脳脊髄液 ………………………… 37
脳内 TGF-β ……………… 38
　――活性化機構 ……………… 50
脳内投与 ………………………… 46
脳波 ……………………………… 10
脳由来神経栄養因子 …………… 21

は 行

白色脂肪組織 …………………… 3
肌 ……………………………… 164
発汗 ……………………………… 64
パフォーマンス …………… 56, 85

バリア機能	165	満腹感	108
反異化作用	111	──スコア	11
非運動性熱産生	22	ミトコンドリア	3
冷え症	163	迷走神経	4
ビタミン	63	免疫	21
──C	99	免疫能	59
──D	94, 96, 118		
──K	99		

や 行

必須アミノ酸	109	薬理ブロック	6
肥満遺伝子	2	野菜	63
肥満関連遺伝子多型	6	やせ	142, 143
肥満児	20	──志向	141, 143
肥満薄命	14	有酸素運動	112
標準体重	109	有酸素性持久運動	16
表皮代謝	165	余剰エネルギー	24
微量栄養素	59, 87	予測適応反応	150
疲労回復	56		

ら 行

貧血	61	ライフスタイル	86
副菜	64	卵胞期	18
不整脈	5	リカバリー	56
プレゼンテーションスキル	81	陸上競技	56
平均出生体重	148	──選手	59
米飯	13	リバウンド	157, 158
β_3アドレナリン受容体	3	リン	119
ペプチドYY	28	臨床研究	118
保湿機能	164, 165	レプチン	2
補食	72	ロイシン含有量	110
ボディイメージ	45, 171		
ホルモン	103		

わ 行

		若者向け食事バランスガイド	169
		和食	27, 158

ま 行

マグネシウム摂取量	98
末梢制御	36
マネジメントスキル	81
マロニルCoA	44

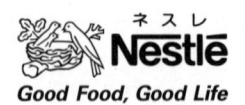

ネスレ栄養科学会議

ネスレ栄養科学会議は，わが国の栄養科学分野の一層の振興を目的として，世界最大の総合食品会社であるネスレの支援のもとに，2005年に設立されました。

この会議は栄養の科学と味，香りなどに対する感覚の科学を中心に，特に若い研究者の方々の研究・開発を支援しようとするものであります。

現代の生物科学は急速に発展しており，広い意味での生物科学の一分野である栄養の科学も，大きな展開を見せております。諸種の栄養素が身体を支える仕組みが分子レベルで詳細に説明できるようになるなど，その発展は目をみはるものがあります。

順調な成長を評価の基本としてきた従来の栄養学は，われわれの身体の機能をよい状態にすることを評価の基本とする栄養学へと急速に進展致しました。

さらに，ヒトゲノムの全塩基配列が決定され，個人個人の遺伝的特徴を知ることができる今日，栄養学も特定のグループを対象としていた栄養学から，1人ひとりの栄養状態を判定し，適切な食事計画を設計する「個」を対象とする栄養学へと発展しております。一方，感覚の科学の領域でも，味覚レセプター，嗅覚レセプターの発見などが相次ぎ，この分野も分子レベルで急速に展開しております。

ネスレ栄養科学会議は，このような状況のもと，わが国の新しい時代の栄養学の発展に貢献すべく，次のような活動を行います。

ネスレ栄養科学会議の主な活動
（1） 栄養科学関連若手研究者への助成
（2） 研究成果報告会，公開講演会の開催，並びに学会等への協賛
（3） 栄養科学分野における大学や研究機関との共同研究

ネスレ栄養科学会議理事会役員
　理事長　　阿部啓子　東京大学大学院農学生命科学研究科教授
　副理事長　ピーター・バン ブラーデレン
　　　　　　　　ネスレリサーチセンター（スイス・ローザンヌ）所長
　理事　　　森谷敏夫　京都大学大学院人間・環境学研究科教授
　理事　　　武田英二　徳島大学大学院ヘルスバイオサイエンス研究
　　　　　　　　部教授
　理事　　　小川佳宏　東京医科歯科大学難治疾患研究所教授
　理事　　　トーマス・ハウザー
　　　　　　　　ネスレ日本株式会社取締役兼専務執行役員生産本部長
　理事　　　ファブリチオ・アリゴニ
　　　　　　　　ネスレリサーチ東京　所長
　理事　　　中島昭広
　　　　　　　　ネスレニュートリション株式会社　社長

ネスレ栄養科学会議事務局
　事務局長　町田千恵子
　〒140-0002 東京都品川区東品川2-2-20 天王洲郵船ビル
　TEL：03-5769-6214　FAX：03-5769-6291
　ホームページ：http://www.nestle.co.jp/science/

〔著者紹介〕（執筆順）

森谷　敏夫（もりたに　としお），第1章
　　京都大学大学院人間・環境学研究科教授
　　学術博士（Ph.D.）

伏木　亨（ふしき　とおる），第2章
　　京都大学大学院農学研究科教授
　　農学博士

樋口　満（ひぐち　みつる），第3章
　　早稲田大学スポーツ科学学術院教授
　　教育学博士

リチャード　ギャノン〔Richard H.T. Gannon〕，第4章
　　ネスレリサーチセンター　身体能力・運動能研究グループ
　　(Physical Performance & Mobility Research Group, Nestlé Research Center)
　　サリー大学（英国）博士号取得　栄養学

永井　成美（ながい　なるみ），第5章
　　兵庫県立大学環境人間学部准教授
　　人間・環境学博士

栄養と運動医科学

2010年（平成22年）5月20日　初版発行

監　修　ネ　ス　レ
　　　　栄養科学会議
発行者　筑　紫　恒　男
発行所　㈱建帛社
　　　　　KENPAKUSHA

〒112-0011　東京都文京区千石4丁目2番15号
　　　　　　TEL（03）3944－2611
　　　　　　FAX（03）3946－4377
　　　　　　http://www.kenpakusha.co.jp/

ISBN 978-4-7679-6149-1　C3047　　プロシード／常川製本
©ネスレ栄養科学会議，2010　　　　　Printed in Japan
（定価はカバーに表示してあります）

本書の複製権・翻訳権・上映権・公衆送信権等は株式会社建帛社が保有します。
JCOPY　〈㈳出版者著作権管理機構　委託出版物〉
本書の無断複写は著作権法上での例外を除き禁じられています。複写される
場合は，そのつど事前に，㈳出版者著作権管理機構（TEL 03-3513-6969，
FAX 03-3513-6979，e-mail: info@jcopy.or.jp）の許諾を得て下さい。